· 中研讲稿系列 ·

中医的思考与实践

杰出校友回馈母校系列讲座

中国中医科学院研究生院　编

中国中医药出版社
· 北京 ·

图书在版编目（CIP）数据

中医的思考与实践 / 中国中医科学院研究生院编 . —北京：中国中医药出版社，2017.8

中研讲稿系列

ISBN 978 – 7 – 5132 – 4207 – 3

Ⅰ . ①中… Ⅱ . ①中… Ⅲ . ①中医学—文集 Ⅳ . ① R2–53

中国版本图书馆 CIP 数据核字（2017）第 104688 号

中国中医药出版社出版

北京市朝阳区北三环东路 28 号易亨大厦 16 层
邮政编码 100013
传真 010 64405750
三河市同力彩印有限公司印刷
各地新华书店经销

开本 710×1000 1/16 印张 15.5 字数 195 千字
2017 年 8 月第 1 版 2017 年 8 月第 1 次印刷
书号 ISBN 978 – 7 – 5132 – 4207 – 3

定价 49.00 元
网址 www.cptcm.com

社 长 热 线 010–64405720
购 书 热 线 010–89535836
侵 权 打 假 010–64405753

微信服务号 zgzyycbs
微商城网址 https://kdt.im/LIdUGr
官 方 微 博 http://e.weibo.com/cptcm
天猫旗舰店网址 https://zgzyycbs.tmall.com

如有印装质量问题请与本社出版部联系（010 64405510）

前　言

　　中国中医科学院成立于1955年，前身是原卫生部中医研究院，是国家中医药管理局直属的集科研、医疗、教学为一体的综合性中医药研究机构。建院六十多年来，研究生教育取得了长足发展。先后有三十余届毕业生走出校门，奔赴全国乃至世界各地，成为中医药领域领军人才，为中医药事业发展做出了重大贡献。为纪念中国中医科学院建院六十周年，研究生院于2015年举办杰出校友回馈母校系列学术讲座邀请十位在国内外享有盛誉的名医大家开讲。校友们回顾在中国中医科学院求学的情景，盛赞前辈广博学识与严谨治学精神。各位专家从临床、教学、科研等多方面，深入浅出地将自己多年经验倾囊传授，并与广大师生进行广泛交流互动。他们对年轻学子寄予殷切期望，勉励大家热爱中医药事业，深刻领悟中医学理论的真谛，为中医药事业添彩。

　　饮水思源忆母校，中医黄埔扬中华！

目 录

第一讲

九体医学健康计划与精准医学

王　琦

　　各位老师、各位同学，最近听到一个非常热门的话题叫精准医学计划。这个计划出来以后，全球范围内都积极行动起来，寻找精准医学怎么去做，中国也在科技部计划中加入了这个方面的命题，当然这个计划出来以后有很多声音。精准计划如果在我们国家进行实施，它还存在着哪些问题？今天上午利用这样一个机会，我跟在座的各位一起来研究一下精准医学在做什么？我们要做什么？

　　大家看到这张图像，有的人会说："你的图像怎么跟奥巴马的放在一起？"有这么几个原因。虽然我是医学家，他是政治家，但我们都在倡导个体化。而精准医学的核心问题还是一个个性化的问题。

　　奥巴马提出一个精准医疗。有一个图形大家看一下，表明了这个研究是人类生命的密码。研究的问题是什么呢？如何进一步治疗像癌症、糖尿病这样的顽症？怎么迈进？就是要得到个体化的信息。有一个非常有影响力的徐老提出来，其核心就是基因测序和个体化的信息。其实早在6年前，2009年9月31号，我就提出了个体化诊疗的定义。我认为它是"以人为本，因人制宜"的。中医人听了都很熟悉，和中医理论是一致的。但实际上有一个不同，就是精准医疗不是以疾病为研究对象，是以人为研究对象，一开始就是把人作为疾病的载体，而不是我们去研究一个一个的病，所以是以人为本、因人制宜的思想，不是因病制宜，请大家注意这个提法。

要做到这一点，就要了解个体的差异性，根据这个差异性来进行医疗设计，这个设计的内容包括优化、干预性措施，使它有效、安全，这也是精准医学的思想，但是这是2009年的定义。精准医学还有更重要的一点，就是个体化的养生、保健，它包含了健康服务的思想，同时还有一个重要的思想，就是包括生命群体，由疾病医学向健康医学的转化，这个定义被广泛应用。

我今天给大家做的报告是在昨天夜里准备的。在中国拿什么解决慢性疾病防控以及老年人的健康问题？中国目前面临三个大的需求：一个是关于健康保健的，第二个是慢性疾病的防控，第三个是老年健康问题。中国如何来做？今天是22号，几天前我在上海做了一个报告就是精准医学的计划。他们听完了我的报告以后，认为这就是中国版的精准医学。下面我就和大家分享一下我在这个计划当中所提出的问题。

首先，精准医学做什么事情？精准医学就是通过个体基因的信息，通过策划以后，了解个体的信息，这个信息可对疾病的形成机理得出一个准确的结论，然后设计一个个性化的诊疗方案。你的白血病和他的白血病是不一样的，这样的话就有一个精准的治疗，而不是千篇一律的治疗。

它的一个路径图是这样的：通过基因测序以后，包括基因组的技术，包括分析基因信息，通过这个基因信息的分析了解疾病形成的机理，机理认清以后制定个体化的治疗方案，然后开发相应的治疗方法，进行靶向治疗，就是基因治疗。这样一来以后的医疗服务就准确了，就个性化了。

这样一来，奥巴马就说了，引领世界，引领时代，引领医学的革命，是一个全新领域的，就是打破了过去同一种病用同一种药的局面。因为他是通过基因参与以后来进行治疗，这样精准性、个体化就实现了，就得出了这样一个很重要的命题——三个合适。即合适的病人、合适的时间、合适的治疗，也就是针对性的，个体差异性的治疗。

基因测序带来一个什么样的结果呢？是关于疾病风险评估的。通过基因来发现模型疾病，而疾病的本身来自于基因的变异。因此，通过基因测序来测评基因的变异风险。如果能够做到这一点，就可以降低疾病发生率，并获得很高的经济效益。

其实这种思想是一个什么思想？就是同病异治的思想。病是相同的，但是因为病人的不同，带来了治疗的不同，我们应该考虑到如何根据病人的不同而考虑治疗方案的不同，这个思想在医学里说的非常清楚。虽然天下有很多相同的疾病，但相同的治疗对有的人有效，对有的人没效，甚至不但没有效，还有害了，为什么呢？因为病同而人异，提出这样一个思想就是，同一种疾病由于人的不同而带来治疗的不同，这样一种情况我们应该考虑到病同人异的问题。这种思想也是个体化的思想，但并不是说在一段文字里描述，而是一个思想，要让它成为一个医学理论体系，成为一个知识的载体，不管是中医、西医，不管是东方人、西方人，都需要有同样的认知感，这还需要做大量的工作。

现在我说一下目前面临的一些问题。第一，全世界有73亿人口，我们一个一个测基因，测到什么时候？这样一个庞大的数字命题，我们要是按照基因测序的方法，就是招募一百万人的话也是一个很难的事情。对于这样一个问题要找到一个方法，找到把人群分成类的方法，如果对一类人群测基因，和对一个人测基因，其结果是完全不一样的。第一个问题，如何针对每个个体进行基因测序，并根据这个基因测序的结果进行药物的研发和靶向药物的生产，这个过程是一个极其漫长的过程。

第二个问题，人是有思想、有社会属性的。他对环境有个体差异，表现出不同反应状态。他不是简单的生物的人。如果失去了心理还是人吗？不是。没有社会属性还是人吗？不是。我们说到这样一个复杂生命现象不是单一的问题能够解决得了的。所以说这样一个复杂的生命体，如何能够表现它的生命整体特征，这是我们医学要解决的问题。

问题三，人类有26000多种疾病，面对这样一个庞大的疾病群体，而且新生的疾病不断发生，每一个疾病的基因谱诊断都是一个庞大的工作。我们现在已知的像糖尿病、心血管疾病、肥胖等的发生有单基因的，多基因的，有遗传、环境等多种因素的影响。有一个问题，假如通过基因测序找到你会患什么病，然后一个一个地预防，还是说在没有疾病之前找到它的相关性进行群体的分析。在美国已经去做这样的工作，进行了2000人的调查，结果只有一个指标即心脏发病率是降低的，但并不是每个人都能够预防这样一个情况。所以这样的个体计划，是不是适合我们，就需要我们大家根据以往的事实进行思考。

同时大家也意识到一个问题，1953年到现在，人类基因被发现后，慢性病的发病率是升高了，还是被遏制了？事实是，慢性病的发病率在逐步攀升，而且有的疾病呈井喷式增长。现以过敏为例，我在十多年以前提出一个问题，当时为什么提出这个问题，是因为我们家的老大到美国去做博士后，研究的项目是做花生过敏。因为美国的小孩吃花生过敏的很多，因此就研究花生有多少蛋白质，蛋白质一个一个分解出来以后找到这些蛋白质，然后看蛋白质跟什么器官有什么关联。我说你们这样搞下去，今天研究花生的蛋白质，明天研究鸡蛋的蛋白质，后天研究鸭的蛋白质，有完吗？没有完了，因为过敏物质太多了。后来我们俩发生了争执。我说，我们研究的方向是研究人，不是研究过敏。他说怎么研究？我说打比方说猫过敏怎么办？把窗户打开，把猫从窗户里面扔出去就行了吗？我在临床遇到这么一个问题，女人对男人的精液过敏，但是怎么可能把男人当猫一样扔出去？大家意识到一个问题，有些过敏是切不断的。回到花生的问题。经过几年的研究，他们找到了一些差异，也就是说不是人人都对花生过敏，因此我们要找到过敏在哪些人群里面发生，这样研究时间会大大缩短，也就真正找到导致过敏的根本原因。

一个花粉飘来以后，我们可能有八个人在这，但只有一个人打喷嚏，其他七个人不打。那这是什么原因？因为过敏物质和过敏人产生了反应。所以有三个点：即过敏源、过敏病、过敏人。目前我们所有的研究思路都在研究过敏病，而不是研究这个人为什么过敏，那个人为什么不过敏。现在的关键问题就是我们的研究工作应该从什么地方做。

同行对精准医疗也提出了一些看法。关于风险的评估，能够说明基因测序用于疾病风险评估。但是不是测序了以后，对某一种疾病预防就能够得到很好的控制。像我们现在说肥胖一样，很多人都是按照基因理论，认为肥胖是遗传的，甚至当成遗传性疾病来看待。其实有先天性的，也有后天性的。后者是原来不胖，后来因为生活行为的改变导致的肥胖。任何一个方法都不是十全十美的方法，有假阳性，也有假阴性的问题，有一些基因不完全是一个客观的存在。

刚才说到遗传，有单基因和多基因的问题，有假阳性和假阴性的问题。这个问题就是公共卫生的范畴，对庞大的群体进行人群划分这样一个公共卫生工作，是等待基因测序以后做吗？如果叫你怎么去做？像我刚才说的例子是一样的。靶向药物治疗时报上登了，一个药片要3.5万美金，什么时候产生更多的靶向药，是一个期待的问题。我们怎么做？我觉得我们中国自主创新是一个非常重要的思想，运用模块化的思想将人群分成九大类，既要体现个性化，又要体现系统化。也就是说既要体现个体差异性，又要体现趋同性。只要是人群，就有两个属性，不是一个属性。两个属性是什么概念？一个属性就是个体差异性，而我提出来的观念是两者都要有，否则汪洋大海一样的人群是没有办法进行的。

科学研究要包含各种科学要素，不是提出一个什么观点，找一本什么古书说说印证，人家是不能信的。可以作为历史描述，但是作为科学的载体，一个认知的体系，必须要有科学要素。这九种体质从以下几个方面阐述是怎么产生的，具有什么样的特征。

我们说它的概念与内涵。科学的问题必须有它的概念，概念是它的一个方面，就是你给它下一个什么定义。再一个是体系，有理论还要形成结构。再一个明确研究范畴。你在干什么？你研究什么样的内容？任何一个科学问题都是可以被实证的。我前几天在一个会议上讲到，我们现在建立了很多名义上的名老中医的研究室、工作站，这个名老中医的经验很了不起，但他的经验你们为什么不会用，是因为你不是那个老中医。我觉得这种话很荒谬，经验是可以重复的，只是说实证是怎样的表述方法而已。

还有一个科学问题是标准化。研究问题的标准化就是说大家在一个规范的模式下成为一个普遍的规律，这才叫标准。再就是能不能被应用，再好的东西不能被应用是没有价值的。我有时候说，我们的文章发表了120篇，你说发表了211篇，你问问自己，被引用了的文献有多少？不要认为发表了多少文章一定就是这个文章被应用了。另外，它是有现在式、未来式、过去式的，一个科学的研究应该是这三个时间的连接，以此回答九体医学在做什么。

这些年我把九种体质作为抓手和工具提出来体质辨识，这个已经是教材里面都有的名词。它研究的不仅是体质的分类和特征，更要研究某一种体质类型和某一种类型疾病的关联性，也就是体病相关。通过这个研究去指导疾病治疗、保健、养生方面如何成为应用的路径。

九体医学的计划就是当今医学朝向，以此提出慢性病防控以及老年健康问题，所以它是一个实现中国特色的健康管理计划。我一个多月前也做了一个报告，就是关于提升当代中医服务能力的。当代中医不是1943年的中医，当代的服务能力就在当代的医疗条件、当代的科学背景下说明我们的公信度。

九体医学的理论架构很长，但浓缩后就是这么几点。即四个原理，三个科学问题。四个原理是什么？

第一个是生命过程论。也就是生命是出生、幼儿、儿童、青年期、壮年期、老年期的生命过程，这就是你体质的生命现象。你们刚才进来了，进来了多少个人，比如两百个人，出去的这个人已经不是刚才那个人，你的生命时象在这里度过了两个小时，所以生命的过程也是体质过程论。

第二个形神构成论。我们的形神是合并的，没有形和神的分离，如果分离就不是人的整体性。精神和心理的统一性是非常重要的，像现在得病一样，不要认为只是躯体得病，其实心理疾病已经占了人类疾病的一半。我们在研究人个体化的时候，不要有这样心理的状态。因此单一的生理学的研究离开心理的背景，是不完整的。

第三个环境制约。你是东北人，你是内蒙人，他是苏州人，是不一样的，林妹妹一定不是在内蒙古，一定不在新疆。一个人的视角，一个人的行为，一个人的语言，一个人所有的表达都受环境的制约。为什么受环境的制约？是因为外部的环境，光、风速等都不一样，每个西瓜都不一样，每个桃子也不一样，当然每个人也不一样，所以有环境制约。我们中医理论讲了一句话：一方水土养一方人，一方水土就是环境制约。

第四个是禀赋遗传。就是你爹妈给你的。但是这里大家注意到这四个原理是我25年前发表的。有两个核心问题：一个是外部的环境，一个是父母的遗传。先天性的是你爹妈给你的，后天性的活动是你的饮食习惯、宗教信仰等等，这两者都构成了对躯体的影响。

三个科学问题：第一个问题是体质可分，人群可分。因为个体有差异，所以要可分，没有差异就不可分了。但是如果不聚就不分了，还是可以分的。第二个问题是分了干什么？是要告诉你不同的体质类型就构成了不同躯体疾病的倾向性。你以为这个人吃了虾尿酸高，每个人都一样吗？不是的。比如一万五千个家庭，只有这家发病率是最高的，为什么？是因为不同的躯体内在有它不同的发病趋向，我提出一个学说叫土壤学说。什么土壤长什么东西。我们体质是相关的，不要一个一个病去找，只要找到这个体质类型就知道有什么发病趋向。

体质是可调的，如果不可调前面就是无用功。我们的研究范畴是特征，体质辨识，有体质和疾病的相关性，还有体质调治。我讲的第一个问题就诞生在这个地方。你们不知道，当时中国中医研究院有一个西小楼，研究生部的所在地，很多人都是从那出来的。这些研究的结果也是从那出来的。那个时候做什么呢？做文献研究，不会做别的，什么也不会。待会儿再讲它的过程。

有了这些东西以后，标准化就能够识别了，你能区分，这就是要做相关疾病的研究。这个相关疾病的研究要做大量的流行病学的调查，还有干预，干预了怎么评价等问题。

研究历程是这样的，20世纪80年代，我们开始进行标准化的研究，第一桶金5万块钱，到现在50万块钱，这是很了不起的事情。到90年代的时候，开始做分类的辨识研究，近十年在公共卫生服务方面得到了广泛的应用。

37年的过程中，文献研究、临床观察、流行病学调查、推广应用、建立标准，到微观研究，刚才说的一个架构是这样一个研究的过程。文献研究是原始的依据，但是必须要有数据。这里来自于临床和流行病学的调查，在此基础上形成它的标准。首先形成它的量，这些量当中有若干个词条，这些词条要对每个区分再进行微观研究来实证。

这里要跟大家讲一个故事，就是莱布尼茨的故事，德国的科学家在皇宫里面做顾问，有一句很有名的话，大家都知道，只不过这个故事今天跟大家再讲一下。什么话？叫世界上没有一片相同的树叶，这是一句很经典的话。每一片树叶都有它的差异，粗略看来树上的树叶都一样，但是仔细一比较，形态各异，都有它的特殊性。再看飘来的雪花，也都不一样。这里给我们提出一个命题：我们研究的是叶子，叶子的不一样说明什么问题？说明多样性，都是叶子，就有它的相同性，就有趋同性。在座的每一个人，你们都不一样，有爱哭的，有爱笑的，有怕冷的，有怕热的，有爱吃酸的，有爱吃辣椒的，这种不一样构成种种的差异性。因此这个故事就说明了寻求它的差异，再说它的相同。

这个问题是一个复杂的问题，我们人类对很多的东西进行了分类，动物有分类，植物有分类等，唯独对人不好分类。但是世界上这个分类的方法的思想，一直是人们追寻的问题。乔木和灌木，老虎和猫放在一起这是不一样的，这是动物和植物的分类。现在把人怎么分类，这个故事要追溯到2500年以前，那个时候的古希腊，大家知道一个很著名的医学家叫希波克拉底，把人分成四种，那个时候开始人们已经注意到人要分类的问题，且跟医疗和疾病有什么关联性。

希波克拉底时代大约一百年以后，在中国的《黄帝内经》里面提出来关于阴阳五行人，阴阳二十五型人问题。那个描述的是什么东西？太阳人、木形人等，大多是气质类型的表述，并不是刚才说的四种维度。这种人的性格、心理是什么样？比如一个少阴人，像描述一个人一样，说这个人走路的时候没个正形，但是不管怎么说从医学开始就构筑了人的分类方法。当然还有研究人类的种族差异等方方面面的问题。

血型与性格

关于血型的考察

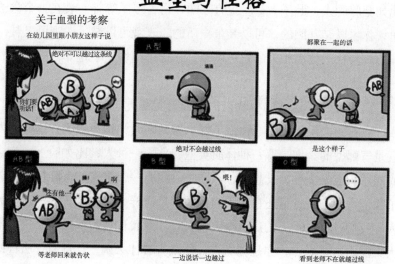

这个图大家看到，你是什么性格，A型性格？AB型性格？刚才说人有四种体质状态的性格和行为，到后来说的兴奋型、中间型，你是A型，你是B型性格等等，就是把人在聚类。所有的聚类都是在说一个问题。那就是说某一种性格、心理状态体现出来的情感特征。

我们怎么来研究？我们研究它的遗传性，另一个是后天因素的复杂性。用什么方法研究形态特征，研究心理特征，研究疾病的关联性？因为有个体的差异性，也有趋同性。这个地方注意一下，不是单一从一个心理行为的情感方面去研究，一定是在医学上能够用得上的东西，从一开始辨识到最后的干预都是一个系统，都是以一贯之的系统。

我们经过辨识以后，把具有相同特征的人群聚类。个体化大家应注意，中医看病个性化，人家不认同这个，因为一定是群体的聚类才具有个体化，不是说我一个一个看病，你给我开个方子，人家就说这是个体化，都没规律可循，而这个方子到另一个人身上就不管用了。

我们把怕冷的人归为一类，怕空调，不能吃西瓜，这种是阳虚的人。还有阴虚的人，这类人什么地方都干，皮肤干、大便干。把这一类人聚类了以后，就叫同样特征的人群。大家看到九个盒子，这是什么东西，就是模块，就是一块一块的东西，把很多东西放在盒子里，比如肥胖的人，肚子大，晚上打呼噜，舌苔厚腻等等。装在一个盒子里，你可以装基因的，可以装蛋白质的，表观可以装，微观可以装，体质和与什么体质相关的也可以装，在这个模块之下是非常有价值的一个方法。

我们找到了这样的模块以后，就开始编号。比如我是个忧伤的人，我看到太阳下山了心情很不好，看到的月光是凄凉的，这样的人就是气郁型的。你是哪一种体质类型就是哪一种人，比如脸上长痘，光想着长痘怎么办，没想为什么会长。我有一个患者的实际情况告诉了我们青春不在，痘还在，因为体质就是这样一个土壤，要注意病的人。我们过去只看人的病，今天请大家注意我们要看病的人。这里给大家提出这些观点，你是什么人，你就有着什么病，你就有什么样的体质特征。

怎么研究这个方法，不是描述。我上次讲课问大家，我提出一个观念，就是消灭形容词。什么疗效神奇，有什么神奇的？数据、证据、方法学，在这里展示这样一个问题，关于体质的问题，你是靠描述，还是靠测量，如果靠描述来的，我也不能讲。你要靠技术，要把它转化为技术。现在经常听的名词叫作健康状态。状态可以测量吗？不可以测量的话你说你的状态，我不知道你在说什么状态。说我们中医是说相的，但是这个相是可以测量的。这里面有几个方法，大家注意到维度，有四个维度。我刚才说人了，心理的人，生物的人。你既然是人，就有生理、遗传、心理、适应力四个维度，跟五行学说是不一样的。那是一个分类的思想，是科学的载体，一个知识的结构。

我们通过动态人脸的信息采集系统，这是信息采集的界面，这是绑定布控设置以及典型面部特征添加数据库，不同人的表情，都有不同的特征，所以它有个体化的信息。

面部的油脂度，鼻子这边油多的是阳虚，阴虚的人都是干的，说明不同人群油脂的分泌以及皮肤的弹性、湿度、水分、皱褶都不一样。星期五有一个病人，油脂多到什么程度，来的时候头发都是剪过的，油脂太多，头发长了就打团。洗脸的时候滴在这个盆子里面，所以很难想象到什么程度。

现在说从生物学看有不同体质类型，大家看到阴虚、阳虚、痰湿，有独特的血液基因表达，还有独特的产物和独特的遗传多态性特征，这都是我们发表的文章的内容。

大家看这个，说你这个体质，你能区分出来吗？你给我一张量表，我给你区分，你能通过基因表达把它区分开来吗？这个图是什么？把所有样本放到一个里边去自动分离，不是气虚做气虚，阴虚做阴虚，放在一起。这个它能显著分离，表观是生物学技术，也就是体质可分。文献告诉你体质可分，大量流行病学调查告诉你体质可分，现在再告诉你通过基因表达的方法体质可分。

我们用分子全貌可以识别阳虚和阴虚，这里是它们之间的不同。现在的数据还不够，大数据嘛，我们可能要做更大份量，获得更大的样本。这是有相反的能量代谢，这是多态性检测，呈现出来的都是不同的。

有了这些还不行，还要形成一个标准，这个标准要所有的人拿它都能用，而且要有界定的内涵、条目本身的区间度等，在样本的基础上上升到标准，这样的话大家可以看到标准的形成。比如胖子有什么特征？我教你们三句话就可以判断：第一句话，肚子胖嘟嘟，什么叫胖嘟嘟，85公分以上；然后脸上油乎乎，脑门有油；再一个睡觉打呼噜，一打呼噜呼吸就暂停。除此以外当然还有其他特征，如眼泡肿，还有舌苔厚腻。

现在这个标准围绕这个问题已经发表了一千多篇文章，包括博士、硕士生论文，我们还发表了分子机制研究工具的相关论文。

刚才我把几个阶段说了一下，第一个什么叫精准医学，第二个研究的是什么问题，第三个什么叫九体医学，它干了什么事。紧接着就要跟大家说，围绕以上的问题，我们做了什么，下面说精准医学和九体医学都在干什么。

第一个，每一个人的基因测序是大海捞针，非常复杂。这样一个密密麻麻的人群，一个一个测序是非常复杂的，耗时长，因此我们要分类。我已经把历史的故事给大家讲了，哲学原理就是世界上没有一片相同的树叶，因此我们可以进行分类。但是怎么分，要围绕这个主题。我们分的人，不仅从生物角度，而且是社会角度、心理角度。因此我们在分类中对单一的维度进行分类，它不仅是一个生物的东西，因此必须要从个体差异、生物差异、心理差异、社会适应差异角度进行分类，这几个维度也就对应我提出的这个理论。

我们要做到全因素、全图景、全过程的，即三个全。先看这个，首先是形态结构，如高矮胖瘦、皮肤质地、毛发疏密，这个是生理机能状态，但阴虚、阳虚是不一样的，包括代谢的快慢个体都有差异。在这些人当中，对社会的适应能力也是不一样的。有的人怕冷，有的人怕热，同一个季节衣着是不一样的，也就是说适应能力是不一样的。我们说不能用单一的因素判断人的问题。

所以我们如何实现疾病的预测，怎么能够实现疾病的防控。体质是什么？土壤学说是个学说吗？我告诉你那就是个学说。你们都听说过狐狸效应吗？沙堆理论，我们中医就不是吗？别把中医说的不三不四，我跟你是一样的。所以土壤学说就是这样一个道理，体—病相关。为什么相关？是因为体质是疾病的载体，疾病长在体质上，体质是背景，疾病是前面的表现。

这是一个很重要的思想，我们老割草，不改造土壤。能行吗？回到刚才说的，不仅要看人的病，而且要看病的人。小孩子为什么得湿疹？但一直到十几岁还有湿疹，我们一直在止痒，这是不行的，还是要改造它的土壤。

关于疾病的相关性我们做过一个科技支撑项目。就是体质跟什么疾病有关。如代谢综合征、原发性高血压、2型糖尿病等，实际上就是土壤出了问题，如代谢综合征，是脂代谢、糖代谢出了问题，而痰湿体质就是一个土壤。我们做过基因表达方面的研究，发现该综合征有血管内皮迁移功能出现问题、血小板脱粒过程出现问题等。总之，就说明一个问题——代谢的紊乱。而这就是痰湿体质所患疾病。这些告诉我们一个问题，我们预防疾病，知道痰湿就知道会出现什么问题，通过一层一层的说明，模块的思想，找到是什么问题，就找到预防的方法。我们前面知道了体质是跟疾病相关的，可不可以调整呢？我们看下面。大家看奥巴马拿了一个利器，我也拿了，博士给我做这个时候费了很大劲，很麻烦，我说麻烦也得做。不仅有遗传，而且有表观遗传，刚才看到图像了吧，表观的，还有生物学指标，有多维的指标，有疾病的预测，还有干预，不仅要同病异治还要异病同治。刚才说的同病异治，后来讲的是异病同治。题目就是基因测序和基因测序的靶向治疗。

下面简单介绍一下九体计划的实际应用做了什么工作，在什么地方应用。这是行业的标准，我们现在行业内、行业外都用这个方法来进行治疗。你是什么体质就给你做什么方案，是量身定制的。最大的好处是这个方法能够走到千家万户，只要你知道你是什么体质，有的时候可以在家庭自行解决问题，因此它是一个自我健康管理的方法。

中医这么多年来只有这个标准纳入到国家公共卫生服务体系，它是唯一的中医体检内容，就是九体辨识的方法。现在全国范围内都在应用。慢性疾病的三级预防指什么？即未病先防，欲病早治，既病防变。体质改变了以后，血脂高、血压高等就会随之得到控制。看一个数据，青岛居民健康状况改善率达58%，人均感冒发生次数与前一年相比减少了0.74。大家注意一下，如果一年减少一次感冒，这个卫生资源的应用就是很了不得的。

我们看一下高血压的发病率以及平和体质人数。一个下降，一个上升。对血压正常高值老年患者辨体干预，观察一年，干预组高血压发病率下降，平和体质增加，同时还降低体重指数、血脂等。同时这些研究得到了国际上很高的评价和影响力。体质学研究成为西方生物医学与传统医学之间的桥梁。一门学科的语言，应该是没有国界的语言，九体医学不仅我们中国人可以去用它，外国人也可以用。现在已经有了日文版、韩文版的中医体质学。体质量表现有英国、日本、韩国版的。

这里给大家看一个图像，皮肤毛孔，以及褐色斑等，跟不同体质的分布、年龄都有它的关联性，研究结果非常有意思。例如我日本的一个学生通过相关的数据研究证明，皮肤干的人属阴虚体质，油脂多的人是阳虚体质。

我们在国际上也做了一些事情，包括四个工程，进行综合应用，发挥的公共卫生作用在我们国家的价值会进一步体现。东方跟西方的人类文明是共通的，传统医学要用现代的方法嫁接，所以我们的胸怀应该是开放的精神，但是我们的主体是中医，我们中医学要走向世界，必定要有宽阔的眼光。

主讲人简介

王琦，国医大师。曾任中国中医研究院研究生部主任。北京中医药大学终身教授、主任医师、研究员、博士生导师、传承博士后导师。中央保健委员会会诊专家，国际欧亚科学院院士。国家重点学科中医基础理论学科带头人，国家中医药管理局重点学科中医体质学科带头人，国家重点基础研究发展计划（"973"计划）"中医原创思维与健康状态辨识方法体系研究"项目首席科学家，享受国务院特殊津贴的有突出贡献专家，人事

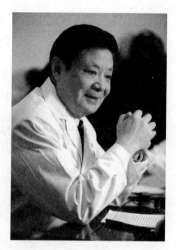

王 琦

部、卫生部、国家中医药管理局遴选的全国500名老中医之一。2013年度全国优秀科技工作者、首都劳动模范、何梁何利基金科技进步奖获得者。

现任国家中医药管理局中医体质辨识重点研究室主任，北京中医药大学中医体质与健康医学协同创新中心主任。先后主持国家级科研课题10项（包括"973"项目2项，国家自然科学基金重点项目1项），省部级科研课题6项。获国家科技进步二等奖1项，部级一等奖8项，二等奖5项，发明专利6项（以上均为第一完成人）。主编专著36部，核心期刊发表论文326篇。其中，外文25篇，SCI收录15篇。先后培养学生140余名，其中学术继承人8名，博士后8名，博硕士研究生90名，各省拜师研修人员数十名。

王琦教授是中国中医科学院培养的首届研究生（1978级），毕业后留校工作，从事临床、教学和研究工作，在培养中医高级人才方面倾注了大量心血。

第二讲

从文化与临床研读中医经典的智慧

王庆其

　　尊敬的都院长以及各位校友，很高兴我与母校在离别35年以后，第一次来到自己读书的地方和大家交流。尤其说是讲座，不如说是这30年来自己在工作当中的体会和各位校友交流汇报。

　　35年前来到中国中医研究院，三年的学习我体会的确是改变了我的人生，尤其是在校期间我有机会聆听了当初邀请的全国各地有名的专家的授课，他们给我留下了终生难以忘怀的印象。对于我的治学、做人起到了很好的鞭策和警示作用。尤其给我印象深刻的是我的老师方药中教授，上课的时候一口纯正的四川话，经典著作背得滚瓜烂熟，宏论滔滔。在西苑医院门诊的时候门庭若市，病人非常多，著作连篇累牍。

　　我在西苑医院一直思考一个问题，我将来离开学校以后，也要像老师一样能够做到能讲、能看病、能写文章。这几十年来我一直在老师的影响下力求能够做到这一条，那是几十年来对我整个人生影响最大的三年。

今天和大家汇报和讨论的是我重视的两项工作，一个是中医内科有关消化方面的临床工作。另外一个是《内经》的教学。我几十年来一直想这个问题，怎么样把两者结合起来探索一条经典与临床相结合的道路。当我刚刚毕业的时候，我选择了到中医学院去教《内经》，我的同学感到不理解：《内经》是"老古董"，没有什么出息，你是怎么想的？

当初读研究生之前，我在医院做内科医生做了十多年，我想人生应该换一种口味，我的理想是到中医学院去工作。一方面教书，一方面做临床。更重要的是可以研究一些自己喜欢的学问。所以我选择了人们都认为比较枯燥的《黄帝内经》的教学，这几十年来我从来没有后悔过。

我一直在思考一个问题，怎么样把我过去的经验，我所热爱的内科临床以及我现在所从事的《黄帝内经》的教学结合起来，探索一条经典与临床相结合的道路。所以我35年来主编的有关《内经》的著作一共有18部，现在看来还是没有学好，今天汇报的内容是其中的一些体会，讲的不对的地方希望大家批评指正。

我们今天讲的题目是关于经典的学习，国家中医药管理局这几年倡导读经典、做临床、跟名师。我除了做临床、做经典以外，我一辈子跟了两位名师，一个是导师方药中教授，一个是国医大师裘沛然裘先生，我跟了他21年。这21年来这两位导师对我的人生起了很大的作用，所以跟名师非常重要。不仅仅学几个方子，会看几个病，更重要的是在潜移默化的过程中学习怎么样做人，怎么样做学问。

我们先看看什么是经典？我们天天讲读经典，还没有思考过什么叫经典。我这里引证了唐代陆德明在《经典释文》中说："经者，常也，法也，径也。"常就是常道，法就是规范，径就是门径。中医学经典的内容就是我们防治疾病的常规和规范，也是我们学习和研究中医的必由门径。所以从唐代的太医署，一直到现在中医学院的高等教育，都把《黄帝内经》《伤寒论》等经典著作作为必修课学习。什么叫经典呢？就是古今中外，各个知识领域中那些重大原创性、奠基性、典范性、权威性的著作。经典就是经过历史选择出来的最有价值的书，是经久不衰的传世之作。经得起时间和历史的检验，事实证明我们中医学的经典虽然都是两千多年以前的著作，但是至今仍然是我们防病和治病重要的法则和规范，也是我们学习研究中医学的必由门径。

其实每一门学问都有自己的经典，佛教有《佛经》，伊斯兰教有《古兰经》，基督教有《圣经》，我们中国人的圣经是什么呢？就是十三经，是我们中国人的行为规范。我这里罗列了一下十三经的内容，大家可以看一下。我感觉到我们学中医的不要仅仅看中医的书，应该多看一些跟医学有关的传统文化经典著作。

我这里引证了北京大学哲学系教授张翼珍教授讲中国仕人必须要读的两本经典。我们学中医的也应读这两部书——《论语》《道德经》。为什么呢？我们有一句话"入世读《论语》，出世读《道德经》"。

为什么要这样讲呢？我们来看一看。《论语》核心理念是讲是仁，什么叫仁？一个单人旁，一个二。也就是讲两个人关系的学问，也就是教我们在社会上怎么为人处事的学问。它告诉我们人来到这个世界上应该"修身齐家治国平天下"，还有一句话是"修身必先正心"。古代人认为读书为什么？我们现代教育方针读书是为社会和国家服务的，古代读书是为自己的，首先是修身，必先正心。心修好了，才可以齐家，才可以治国，才可以为天下的事业贡献自己的力量。可见修身是第一位的，修好身才能做更大的事业。孟子讲"穷则独善其身，达则兼济天下"。去年我有幸到美国，我们中医药大学跟美国佐治亚州瑞金斯大学办了一个孔子学院，学校派我去表演书法。写什么内容呢？领导说你来决定。我想既然是孔子学院，我就写了两幅字，其中一幅是送给学校的，一幅是送给他们校长的。其中有一句话就是"穷则独善其身，达则兼济天下"。我们人来到世界上无非是两种情况，一个是活的不太滋润，这叫穷，不是说没有钱，是说不太有出息。在不太有出息的情况下要独善其身，洁身自好，守住道德的底线，不要去违反道德和法律的底线，应该独善其身。达则通达天下，我们在通达的时候，读了研究生，找到工作岗位，将来做了学科带头人，做了教授，博导和名医，你是很通达的。要兼济天下，不该为自己，应该为天下做一些事情。

所以说这两句话我们都要碰到，我感觉到这两句话会受用一辈子。当我把这两句话通过翻译给佐治亚州瑞金斯大学校长听了以后，全场热烈的掌声，许多的记者给我和校长以及这幅字照相。第二天我们准备离开美国，旅馆里面一张报纸头版头条刊载了我表演书法的照片，美国人感到很新奇，中国的传统文化的确是值得西方人赞叹的。

所以我们从《论语》当中可以找到入世、处世的生活方式。《道德经》的核心是道，是修身养性的准则。强调无为而治，道法自然，天地与我并生，万物与我合一，它让我们学会人与自然的和谐相处。我们一个人在世界上应该学会尊重自然、敬畏自然、顺应自然，让自然规律为人类的事业服务，这就是《道德经》告诉我们的一个真理。我们可以从《道德经》中学会人与自然的和谐相处，我们中国人可以在儒家和道家的结合点上找到自己的理想生存方式。当你在入世的时候用《论语》指导行为准则，碰到不尽如人意的时候就会有一种超脱的心境，用道家的理念安顿自己的灵魂和身心。

我们回到这个题目上来，我们中医学有中医学的行为准则，这就是四大经典。什么是四大经典？历代有争议，这里罗列的是我们大家比较公认的，也是我个人认为比较合适的。《黄帝内经》是中医理论的经典，《伤寒论》是治疗外感病的经典，《金匮要略》是治疗杂病的经典，《神农本草经》是药物经典。国家中医药管理局编著的，我参加编写的《中医经典必读》把《温病学》作为四大经典之一。实际上《温病学》不是经典著作，是一门学科。按照我刚才讲的"经者，常也，法也，径也"这个原则，《温病学》还构不成经典的条件。我认为《神农本草经》是我们药物的经典，取代《温病学》。

这四部经典都是在西汉、东汉末年形成的。也就是说我们中医学经典理论在东汉末年以前已经形成和奠定，或者说已经成熟了。我的老师任应秋先生提出中医十大经典，我认为是正确的。也是符合唐代陆德明讲的关于经典的定义。但是我们仔细看《素问》和《灵枢》是十大经典中最早的。下面八部经典是在《黄帝内经》基础上的引申、发挥和发展，《素问》和《灵枢》是最早的经典中的经典。

关于如何对待经典？有人讲现代科学发展这么快，中医为什么老是讲经典？对待经典我罗列了四种态度：第一种态度是引证了莫斯科大学物理学教授的话，现在对知识老化的估计是每十年有二分之一的知识归于淘汰，但是这种估计实际上只适用于外围的知识，即运用基本原理得到的局部性的东西，作为知识的核心其基本原理是长期起作用的。《黄帝内经》之后中医学术代有建树、发展。但是仔细分析，主要在临床方面每个朝代都有发展。其核心理念《黄帝内经》《伤寒杂病论》都已经奠定了，几千年长盛不衰，常用不衰。这就是符合莫斯科大学物理教授讲的一个理念。

第二个态度是中国有十三经，怎么样来对待十三经？古代有六经、五经、十三经。有一句话是"我注六经"和"六经注我"。所谓"我注六经"就是对经典抱着一种敬畏感，强调恢复经典的原貌和本义。你要学习《内经》，要搞清楚《内经》的本义是什么。第二个"六经注我"，在准确理解经典原义的基础上阐释我对经典的理解和发挥。第一句讲的是继承，第二句是讲创新。创新必须建立在我对这些经典准确理解的基础上，然后结合现代临床实践加以引申和发挥。我们经常讲要发挥中医学的特色，我认为这个特色不是一成不变的，《内经》时代有《内经》时代的特色，张仲景有张仲景时代的特色。宋金元四大学说有四大学说的特色。明清的温病学说有温病时代的中医特色。说明什么？特色随着时代的发展而发展。我们对待经典也是要随着时代的发展而发展，但是有一个前提条件必须要正确的理解经典原著本义的基础之上，然后面对我们当前医学理论中的种种问题加以发挥。

所以我讲课的题目是经典与运用的智慧，这个智慧不是照本来搬的，需要利用你的聪明才智，用古人的东西来解决和解读我们当前临床中的诸多实践问题。

第三个态度，冯友兰先生说对古人的东西有两种态度，一是"照着讲"，实际上就是还古人本来面目，重述古人的东西，这就是"我注六经"。二是"接着讲"，是从古人的东西出发，将古人提出的问题向前推进，开出一个新的局面，达到一个新的境界，这就是"六经注我"，六经是为我服务的。说法不一样，意思是一样的。

所以我们今天在研究生院继续学习经典，要分两步走，第一步搞清楚它的本义，第二步将回到临床中去，结合我们当今医疗实践中碰到的众多难题，要发挥我们的智慧，引申和发挥中医学的经典，形成21世纪中医学时代的特色。

第四个态度是，世界卫生组织提醒人们对待传统医学要避免两种错误的倾向，一种是盲目的热情，一种是无知的怀疑。也就是防止两种错误的医学史观，一种是妄自尊大的中医超科学论，另外一种是妄自菲薄的中医伪科学论。这是两种极端，前一段时间社会上说我们中医的理论是伪科学，中药还是有一点用处，目的是废医存药。提出这些口号的人没有真正清楚中医学经典的具体内容，就在那里发号施令，这是一种妄自菲薄的医学史观。

但是另外一个情况是有些人把中医学和中医学经典说得天花乱坠，是领导现代科学新潮流，这种观点我也不同意。2500年以前的《黄帝内经》不可能解决我们临床当中所有的实践问题，否则是先知先觉，是不可能的。

我们现在社会在进步，经济在发展，人的体质在发生改变，疾病谱在发生改变，古人怎么会预测到今天呢？所以古代的东西不可能解决当前所有的问题，所以我们应该要发挥我们的智慧，来引用古人的思路解决我们当前的实践问题。

马伯英先生说，历史辩证法的原理告诉我们把中医学经典描绘的尽善尽美，毫无缺陷，与将它说得一无是处没有多大差别，同样是在扼杀它的生命，无助于中医学的发扬光大。

2000年以前的医学经典不可能回答和解决当前医学面临的所有问题，我们今天学习和研究经典的目的是学习先人们认识自然，认识人体生命现象的思维方法，它可以激活我们的智慧，启发科学研究和临床实践的思路。

我认为这是比较科学的态度，最近陈竺院士讲过一句很好的话，他说我们要用科学的态度对待中医，同样我们要用科学的方法来发展中医。讲的真好，这是具有时代特点的。我的老师裘沛然先生讲过一句话，他说："中医特色，时代气息。"我们一方面要保持和发扬中医的本色和特色，另外一方面21世纪的中医是我们21世纪的中医人对中医学、人体生命现象的一种认识。所以我们要运用自己的智慧，创造21世纪的中医时代特色，这是比较科学的态度。

如何学习经典？我们经常讲中医学是医学，也是文化。文化是沃土，医学是大厦。中医学是中国传统文化与医疗实践经验相结合的产物。中医学经典则是中国传统文化和医疗实践经验相结合的典范。所以我们今天研究中医学经典必须从文化和临床两个方面对经典进行解读，这是求本之策。

今天我为什么用这个题目？就是基于我们大家的共识，中医学的经典是文化医疗实践经验相结合的结晶。所以我们今天研究经典就要从这两个方面，过去我们比较注重从临床方面解读经典，往往忽视了从文化解读经典的重要性。

所以我们讲"用文化阐释医学，从医学来理解文化"。什么是文化？文化的概念在全世界有三四百种，我这里讲了我所认知的，在人类的社会活动中，经济和文化是两个基本形态，两者相互依存紧密联系，共同构成人类社会不断发展进步的支撑与动力。人类系统区别于动物世界的显著标志，动物只有物质的需求，没有精神的需求。人类在物质需求之外还对精神、道德、理想、智慧等有需求，这就催生和孕育了另外一种文明形态，这就是文化。

我们看一看文化的定义，我收集了一些资料归纳了三种观点，我认为比较符合我所理解的文化定义。从功能上讲，所谓文化就是以文化人，也就是用人文精神来教化人。《易经·贲卦》讲："观乎人文以化成天下。"这是文化最早的解释。

第二个从其形成来讲，胡适先生讲"文化是一种生活方式"，文化并不是很神秘的。实际上是人的一种生活方式，我们中国有56个民族，有56个不同的生活方式，形成他们的不同文化特色。所以文化其实很简单，就是一种生活方式。

第三个从内涵来讲，瑞士心理学家荣格讲"一切文化都沉淀为人格"，文化并不是虚无缥缈的，它最终沉淀为一个人的人格。一个人有没有文化，不仅仅看是本科毕业还是博士毕业，看你的文凭。当然，什么毕业一定程度上反映了你的文化素质。但是文化跟文凭是不一样的。

怎么看出来的呢？从你的人格，你的人格也不是虚无缥缈的。人格看上去抽象，但是从言行举止能反映你的文化。习近平主席讲"中华文化沉淀着中华民族最深沉的精神追求"，文化实际上反映了一个民族的精神追求。对你个人来讲个人的文化素质也反映了个人的精神追求，你活着是不是仅仅为了几个钱，为了找一份工作，为了舒服的生活。

知识不等于文化，我们一般认为知识是文化的载体，有了一定的知识就具备了一定的文化。你大学毕业，学到了不少的知识和技能，你具备了一定的知识，也具备了一定的文化。但是文化和知识还是有区别的，知识是经验基础上的标化，是实践中人们获得的认识和经验，有知识不等于有文化，有教育不代表有教养。

实际上我们有文凭、有学历的人可以说是有知识的人。但是他的所作所为表现出来没有文化的现象是比比皆是的。所以文化是人的人格及其价值观念，余秋雨先生讲"文化是一种由精神价值、生活方式所构成的集体人格"。

文化反映了精神追求，反映了你的生活方式，也反映了你的人格。这三个方面，余秋雨先生是综合古今名人观点的一个总结。

文化是抽象的，知识是具体的，文化是对社会利益的规范和调整。知识较为实用和利益，知识需要文化把舵。知识在一定程度上反映了文化，但知识不等于文化。我们到中医药大学来读什么？当然是将来要做医生，学习中医学的知识和技能将来做一个医生。但仅仅这个是不够的，你光会开一个方子，扎几个针灸，几个手法推拿是远远不够的。我们到大学来的另外一个目的是学习文化，提升和陶冶你的精神品格。

我们现在社会上有知识没文化的现象到处可见，上海某名牌大学的一位硕士生出于一种狭隘的心理，出于嫉妒毒死自己的室友。你说他没有知识吗？考上名牌大学的硕士生很不容易，但是这种知识有文化吗？不敢苟同。上海某财经大学的毕业生没有工作去抢银行，难道他不懂得抢银行犯法吗？但是他为什么碰到一些小小的挫折就抢银行？做出了没有文化，没有法律观念的行为。这就是在学校里只注重知识和技能的学习，忽视了文化素质的培养。所以当碰到困难的时候，就做出了没有道德，没有文化，没有品格，触犯法律的种种行为。

没有文化的人不符合我们培养的目标，所以知识不等于文化。也许同学们会问有文化有什么用？看不到摸不着，我学知识和技能可以吃饭，可以安身立命的。钱文忠教授讲了一句话："说文化有什么？我真的不知道，但是没有文化什么都没有用。"我非常赞同。

国家繁荣富强主要靠什么？靠两种实力，一种是硬实力，一种是软实力。一切可以表现物质力量的实力是硬实力。飞机大炮、国防力量、原子弹、GDP都是硬实力，这是国家繁荣富强的标志。有了这些，外国人不敢欺负我们中国人，这是硬实力。什么是软实力？一切可以内化为精神力量的实力都是软实力，一个国家硬实力不行，可能一打就败。但是一个国家软实力不行，可能不打就败。

所以我们国家现在意识到过去我们以经济建设为中心，现在要在强调物质文明的同时强调精神文明。GDP上去了，如果我们的文化素质下降了，这是非常危险的。

文化不是万能的，但是没有文化是万万不能的。文化不能解决实际问题，但解决实际问题离不开文化。文化不能提升GDP，但是没有文化的GDP是非常危险的。

我们国家近年发展的情况很好，为什么要复兴和振兴我们中华民族文化，就是这个道理。庄子有一句话是"寓大用于无用之中"。天下的人都知道有用的东西是有用的，但是不知道无用的东西也是有用的。文化看上去虚无缥缈，却能无比坚定地影响社会人心走向，这是李泓冰先生的一段话。所以文化上看上去无处不在，我们每个人的言行举止、精神品格无不彰显着你的文化素质。

我们讲读过大学和没有读过大学不一样，一个人受过高等教育和没有受过高等教育不一样。一个人没有读过硕士博士和读过硕士博士也是不一样的。无论从知识和科研能力，你对事物的认知方式和文化水平也是不一样的。不一样在什么地方呢？就是在我们日常的言行举止当中体现出来。

我们今天在座的是学生，明天我们走向社会身边没有了老师，你代表的就是中国中医科学院。你如果表现得很好，人家会说你到底是中国中医科学院毕业的学生，水平就是不一样，你代表的是整个科学院。如果你技术水平可以，文化素质很差，对功名利禄的追逐忘乎所以，人家也会讲中国中医科学院怎么培养这样的人？

所以我们要记住，我们离开学校以后代表的就是中国中医科学院，你的一言一行和平时的医疗活动中，对待病人和对待职工以及社会上的各种事情都反映了你的文化品质。

文化起着塑造个人人格，增长智慧，启迪思想，陶冶情操，提升品格的作用。我们学习文化千万别抱着一定要有用的态度学习，因为无用即大用。学习文化的目的不是为了获得知识，而是为了提升人的精神价值。这一条我们要注意。去年我到中国中医科学院开一个会，中国中医科学院承担了中医药文化的核心价值这个课题，我来参加这个会的讨论。这个核心价值是文化素质集中的一个体验和浓缩，我们中医学、中医人有自己的核心价值。我们现在国家提倡的核心价值实际上就是一个做人的浓缩，人格集中的体现和反映。

我的老师裘沛然先生讲"医学是小道，文化是大道，大道通小道易通"。在古代中医文献当中有的书上把中医学的技术称为雕虫小技，而它背后的传统文化才是大道。所以，我跟老师20年最大的收获和体会是，不仅学习了老师防病治病的技能和技术，更重要的是学到了一些要好好学习传统文化，怎么样做一个好医生，好教师的做人的道理。

国医大师之所以成为国医大师，必然有与众不同的过人之处。除了他的技术和技能以外，有他的人文伦理精神。所以老师说大道通，小道易通。中国的医学是哲学化学科，中国的医学与哲学息息相关，哲学有医学的目标，就是关怀人、爱护人。医学有哲学的原理，从宏观整体的角度看人，哲学与医学都可以称为"人学"。

我的老师写过一本《人学散墨》，为什么写这本书？他看病看了70多年，发现人的精神层面的病是我看不好的，所以他写了这本书。不仅看躯体的病，还要看灵魂的病，这就需要文化。社会上有一句话，说一个人吃不饱的时候只有一个苦恼，解决肚子饿的问题。当他肚子吃饱了以后就有无数的苦恼，因为吃饱了以后他想法更多了，一会儿要买汽车，一会儿要买别墅，一会儿还要成家立业，一会儿还想当教授，想当国医大师和院士，他的想法很多。人活在世上，不仅要追求物质的丰富，还要追求精神的品格。而医学本身就是一个人学，复旦大学医学院王卫平教授讲："医学研究的对象是人类本身，导致人类疾病或影响人类健康的因素不仅涉及自然科学领域，而且也紧密联系到社会和人文科学的领域，通俗讲医学就是人学。"医学要有人的温度，不能只有机器的冰冷。如果医生盲目依赖崇拜技术，而把病人仅仅当成一个疾病的载体，一个细菌和病毒的载体，就背离了医学的根本初衷。

我们看病的对象是一个活人，不仅有躯体的疾病，有心理、情感的活动，这些病不是靠一张处方和几个穴位、推拿手法就能解决的。这时就需要我们医生具备恻隐之心，大医精诚。

什么是中医药文化？现在杂志上报道的也很多，我这里谈了自己关于中医药文化的一个理解和大家交流：中医药文化的内涵应该是以中国传统文化为母体，解读中医学对生命、健康、疾病、生死等问题的价值观念、独特的认知思维方式、人文精神和医德伦理等。

我们不仅要学习中医药的技能，还要学习中医药的文化。我们现在回到经典这个问题上，中医学的经典恰恰是经验和传统文化相结合的一个典范。所以，我们今天不仅要从医学临床方面解读研究经典，更重要的还要从文化方面来理解经典。

文化这个概念太宽泛了，引证北京大学哲学家张岱年先生的一段话："中国传统文化对人类独特贡献有两条，一条是重视自然与人统一的天人合一观。第二是以和为贵的人际和谐论。"这两条恰恰是我们中国传统医学的核心理念和价值观，有一次我到香港中文大学参加中医学院成立十周年活动研讨会，他们有一个专题研讨是《黄帝内经》的核心理念到底是什么？会上有来自世界各地的学者，有的说阴阳五行，有的说天人合一，有的说是精气神等很多说法。香港中文大学在维多利亚海峡边上，非常漂亮，但是是一个规模不太大的学校。他们旁边有一个天人合一的观景台，上面有一块碑写的是钱穆先生的一句话："中国传统文化对世界人类最伟大的贡献就是提出了天人合一的理念。"对我的触动很深。

所以我说《黄帝内经》和我们中医学的核心理念是什么？"天人合一"。

这里引证中国哲学纲领可归纳为两条，研究对象讲它注重社会人生问题，体现以人为本的精神；从研究方法讲他崇尚和谐的原则，可谓以和为本。这两条《黄帝内经》可以引证出无数这样的例子和原文，时间关系不一一介绍了。

下面分别举一些例子，首先说一下和的思想，什么叫和？最早是在两种情况下，一种是音乐。古代的五个音符按照一定的韵律组合在一起，能够演奏出美妙的音乐。组合在一起需要一种和，韵律的和谐才能奏出非常好听的音乐。

第二个和的含义是指调味剂，我们厨师做菜就是五味。调料我们中国人都一样，但是为什么有东南西北中不同的厨师帮派和不同的菜系？就是因为用不同的格局和谐相处，调制出各种特色帮派体系的菜肴。

这是最早关于和的概念，所以和是宇宙根本状态，是阴阳的最终归宿。和有两个含义：第一个是"和实生物"，《国语》中讲"和实生物，同则不继"。两种性质不同的事物和谐的相处在一起，相互作用，才能形成新的事物。一个男人，一个女人，性质完全不一样。他们感情很好，相处在一起，结婚才能生出孩子，这叫和实生物，它的条件是和。如果两个感情不和的人当然也能生子，但这叫强奸，那是不和的。

世间的万千事物也是这样，分为阴阳两大类，这两大类事物和谐相处在一起，才能衍生出万事万物以及不同的现象。如果两种完全相同的事物不能衍生出其他事物，只是数量的迭加，这叫同则不继。

第二个是"和而不同"，和体现的是由不同因素构成的事物多样性的统一，这种多样性的统一可以丰富、发展并生成新的东西，并构成丰富多彩的大千世界。中国人非常聪明，中国这么大，东南西北中有56个民族，怎么样统一全中国？不和，历史上的争战连绵不断。只要遵循了和而不同这个理念，国家就会统一，国家就会和谐，人民才可以安居乐业。所以和而不同只有中国人提出来，这是一种非常智慧的理性的认知方式，这是我们中国人聪明和智慧之处。

《黄帝内经》受中国传统文化的深刻影响，《素问》中有69个"和"，《灵枢》当中有74个"和"。意思是保持和恢复人体的自身调节机制，使阴阳、营卫、气血、津液、脏腑等系统功能协调而维持正常的生理活动，且贯穿于理、法、方、药的全过程。也即不和则病，病则治，治则和，和则寿。我们生病就是导致阴阳脏腑不和的病理现象，治疗就是和其不和，达到重新和谐的目的。

有一次裘老师问我一个问题，他说我们经常讲中医特色，你讲一讲到底什么是中医特色？老师要考我，我想了一想，我说中医特色从临床来讲就是两个字：调理。什么叫调？张景岳说"调其不调"。致病因素造成了阴阳气血升降等的失调，产生种种的病理现象。我们通过药物、针灸、推拿起到了调其不调，这是我们治病的最终目的。

所以张景岳讲的好，"气之在人，和则为正气，不和则为邪气"。正气和邪气是相对而言的，人是由气构成的，正常情况下气是我们维持身体生命的基本物质，但是不和则为邪气。如果因为致病因素的作用造成了不和，形成了种种的病理状态，所以我们要调其不调。

张子和讲过一句话，"一部《黄帝内经》唯气血两个字"。气血是构成人体和维持人体生命活动的基本物质。气血在人体当中是运行的，当疾病因素导致人体气血不和，我们要调节气血，达到气血的和谐，这就是两个字。两个什么字？就是气血。是什么问题呢？和与不和的问题，调和就是治疗。养生，有了和谐，人与自然和谐，身与心的和谐，气与血的和谐，我们就健康长寿了。

这里引证了《内经》关于和的一段原文，这个原文的来历是，有一次我们上海市领导针对我们现在青年干部英年早逝，猝死的现象经常发生，而且有的得癌症，有的得了心脏病、糖尿病、冠心病，发病率越来越高。市领导要求编一本中青年干部的保健手册，请了我们中山院长主编，要求请中医人员参加。我们学校推荐我参加，院长和主编告诉我，你们中医有没有关于健康的定义？因为西方医学1945年提出了关于健康的定义，我说有。这就是研究健康定义的来历。《灵枢·本藏》有一句话我说给他听了，最后一句是"此人之常平也"。"常平"就是平常人，健康之人。有三个条件就是气血和、志意和、寒温和。可以理解为人体气血运行正常，可理解为精神活动正常，指人能适应外界的寒温变化。

经过提炼进一步引申和发挥，健康的概念有三个含义：第一个是人与自然的和谐，这就是天人和，这个不需要我举例子，我们搞中医的，这样的例子太多了。

第二个是心身和。

第三个是气血和。

所以健康就是人与自然、生理与心理、气与血的一种和谐状态。这是我们中医特色关于健康的定义。

西方医学对健康的定义讲到躯体和精神、社会适应的完好状态。但是我们也是三条，这三条有异曲同工之妙，但是一个和字更加突出中国传统文化的深刻内涵。

对和谐的认识和追求，肇始于人的生命过程的本身，以及认识生命过程与自然过程之间那种内在的统一与和谐。自然界一切事物的运动变化过程能够保持和谐状态，就能生生不息，万古流长，健康也不例外。我们防止疾病的原则就是三句话：维护人与自然、心与身、气与血的和谐。

我们再看看和的文化价值和实践意义，中国的哲学智慧集中在一个和字上，它不仅是中华民族的基本精神和基本特质，也是中国哲学和中国文化的最高价值标准。天地之美莫大于和。

《道德经》里面有一句话跟和有关，他说"圣人之道，为而不争"，"天之道，不争而善胜，夫唯不争，故天下莫能与之争"。

这是我们做人的道理，养生方面很有造诣的人是"为而不争"。我们要有所作为，但是不要去跟人家争。这一次教授没有评上不要跟人家争，不要肝气郁结。我们好好争取，下一次我们再来，准备好你的论文、课题，这种能力聚集起来，这叫"为而不争"。"夫唯不争，故天下莫能与之争"。这句话可以受用一辈子，什么话都可以忘记，这句话不能忘记。

所以说学一点哲学可以使人活得更明白，按照中国哲人的理解，争只是矛盾的表象，和才是矛盾运动的深层本质。人类的智慧和出路在于把握大道，懂得阴阳调和矛盾，把和谐精神推广于天地之间。

中华民族和的理念或者和哲学的实践意义在于能够化解和匡正人类面对的生存和发展这一基本矛盾所引发的各种危机，使其沿着体现"和而不同"的理性智慧的大道前进。

西方的大哲罗素讲："中国至高无上的伦理品质中的一些东西是现代世界极其需要的。在这些品质中我认为和是第一位的，若能够被世界所采纳，地球上肯定会比现在有更多的欢乐和祥和。"

下面我们讲"天人合一"。自从有了人类开始，我们的祖先就考虑天是怎么形成的，人是怎么形成的，天和人的关系是什么。经过几千年演变最终提出了"天人合一"的理念。《中华思想大辞典》里面讲："主张天人合一，强调天和人的和谐一致是中国古代哲学的主要基调。"

据哲学家张岱年先生考证，真正提出"天人合一"四个字的是北宋哲学家张载，"天人合一"的理念从春秋战国时期就开始萌生了。这一点许多哲学家的文章都可以证明。我们《黄帝内经》162篇，没有天人合一四个字。我们平常写文章，《黄帝内经》说天人合一，这完全是错误的。《黄帝内经》没有说天人合一四个字，但是《黄帝内经》提出了"人与天地相参"，"人与天地相应"这句话。我们可以理解为"天人合一"的思想是在医学上的渗透和运用，或者说发挥，特别是"人与天地相应"，并不是讲天地与人相应。

因为汉代董仲舒认为，天可以感应人，人可以感应天，"人与天地相应"和"天人感应"论是不一样的。《素问·举痛论》里有一句话："善言天者，必有验于人。"唐代《孙思邈传》里面讲到："善言天者，必验于人；善言人者，必本于天。"你要讨论天，讨论宇宙的问题必须要联系到人。讨论到人的生命问题，必须要联系到天。因为这个生命是天地的人，宇宙的人，不仅仅是一个生物的人，还是一个社会的人。所以，古人这些理念都是正确的。

所以可以这样理解：中医学是以天人一体为理论核心，专门探讨人的生命活动规律及其防治疾病的科学。所以我把天人一体这个理念，当作中医学的一个核心理念来理解。

《黄帝内经》的"人与天地相参"或者"人与天地相应"的含义主要有三条：第一条是生命本于自然，为什么呢？因为人与自然同源。《黄帝内经》从中国古代哲学思想的影响认为，天地与人都是以气构成的，自然与人都是同一个根源。所以，他们有共同的本原，这是"天人合一"的物质基础。《黄帝内经》说："人生于地，悬命于天，天地合气，命之曰人。"马克思讲人是社会关系的总和，近代马中先生说"人是天与人，人与人关系的总和。"

第二个意思是人依赖于自然而生存，并受自然界的制约。东汉王充说"天气变于上，人物应于下"。人是离不开自然的，但是必须受自然的制约。

人与自然遵循了同样的规律，《内经》说"天地之大纪，人神之通也"，"人与天地同纪"。人的生命活动的规律与自然界遵循了同一个规律，我们研究人的生理、病理现象必须要跟自然相联系。所以说我们在讨论疾病的时候，要分析当时的气候变化，它和病机的演变有什么内在联系。我们现在中医学院毕业生24节气和运气学说都不懂。中医最核心的理念是天人合一，不懂24节气你怎么分析？所以你不是真正的中医。这是我们的一个缺陷，中医和西医不一样的地方是天人一体来研究人的生理病理。

现代学者对天人合一的评价有很多，我罗列了两条。这两条对我们是有启迪的。张岱年先生讲中国哲学的天人合一思想有助于保持生态平衡、顺应自然。其与西方近代所谓征服自然的思想迥然有别，西方人要征服自然，我们中国人要强调顺应自然，这是两者根本不一样的地方。我们强调天人和谐，要协调。西方要征服自然，在自然界中索取物质，这是根本对立的。

大自然已经开始惩罚我们人类，空气的污染，我们的生存环境越来越恶劣。也就是说我们天人的矛盾越来越突出，这就违背了中国传统文化或者说中医学一贯强调的"天人合一"的理念所造成的后果。

马中先生讲西方哲学强调"天人相分"，用分的方法思天，产生了天文学和广义的物理学，促进了自然科学的形成和发展。中国人突出"天人合一"，用合的方法思天，强调自然界与精神的统一，产生了真正的哲学，深刻体现在中国兵法、医学、农学、艺术等学术领域。

所以中国古代的天文学、立法学、农学、艺术学都是遥遥领先世界的，为什么呢？因为有一些非常好的哲学理念支撑着我们的思维方式。

从文化解读经典，我认为有三个意义：一是有助于深刻领会中医学理论的真谛。我这几年教《黄帝内经》也读一些传统文化的经典，我发现中医学的所有概念都不是我们中医学家提出来的，都是中国传统文化对我们中医学的渗透和影响，所以你要理解中医学的理论，仅仅注重技术是不够的。你要成为中医大家、学科带头人、国医大师是远远不够的。你要真正领会中医基础理论，一定要学习中国传统文化的经典，只有这样才能深刻领会中医理论的真谛。

二是有助于我们形成中医学思维的方式。我们在读本科生、研究生的时候。中医学的不错，拿到了文凭。但是一到医院里，临床方面的西化，很多中医的理念一到病房里面全变了，常常按照西医的思维方式认识生理和病理，中医的知识还给老师了。往往开的是中医的处方，其实是西医的理念。清热解毒或者活血化瘀，什么天人合一，辨证论治，因人因时因地制宜等原则没有受到应有的重视。没有用中医的思维方式拟方。那么，怎么锤炼我们的中医思维方式呢？就是学习中国传统文化，形成根深蒂固的中国特色的思维方式和理念。这样，自觉不自觉的用到临床实践中去，获得处理问题的智慧和能力。

三是有助于提高中医人的文化素质。我们中医人需要提高传统文化的素质。当今医患关系有点不尽如人意，原因很多。我们今天不是讲这个内容，但是我想我们医生本身的原因也是其中的原因之一。

如果你要处理好医患关系，我认为应提高医生中国传统文化的素质。我们在中医学院读本科和研究生，一定要注意除了学习老师的临床经验和技术以外，不要忘记读一读《论语》和《道德经》，它可以改变人的文化素质。

现在来讲第二个题目，中医学经典毕竟是临床经验的结晶，不能忽视从临床解读经典。我这里有"经典需要临床，临床需要经典"之说，我们可以从中医学经典中获得提高中医学术和临床的智慧和睿智。

立足临床是研读中医学经典的最高境界，张子和讲"《黄帝内经》是一部治病的法书"。法书和书法不一样，书法就是用毛笔写汉字，我们写毛笔字的碑帖是法书，中医学的四大经典就是我们防治疾病的法书。

我们学习研究中医学经典，离不开临床实践，离开了临床实践经典就学不好。我们有些教中医学经典的老师不参加临床实践，光教经典，这个人这么讲，那个人那么讲，讲了半天你自己怎么讲？他不知道。所以我教《黄帝内经》几十年主要讲三点：《黄帝内经》讲什么？有什么用？怎么用？如果你自己没用过，怎么讲怎么用呢？讲不好的。

如果教经典仅仅引征王冰这么讲，张景岳那么讲？就好像讲语文课，你是讲不好的，会误人子弟的。

下面举几个例子，谈谈"读经典做临床"的体会，第一句话是《素问·上古天真论》："帝曰：有其年已老，而有子者。何也？岐伯曰：此其天寿过度，气脉常通，肾气有余也。"先"照着讲"，《黄帝内经》的本义是什么？人到了老年还有生殖能力，是什么原因呢？第一个原因是"天寿过度"，第二个原因是"气脉常通"，第三个原因是"肾气有余"。这三个原因实际就是讲的健康长寿的原因。

我们可以进一步延伸其义，从这个原文我们可以启迪长寿的三个要素，第一个是"天寿过度"，即先天的遗传禀赋超乎常人，意思是你的长寿基因跟别人不一样；第二个"气脉常通"，是气血能保持畅通；第三个原因是"肾气有余"，是肾中精气旺盛。

我觉得这三句话说得太好了，我们稍微展开一下看看先天遗传因素，世界卫生组织研究认为，一个人的寿命长短15%取决于遗传因素，上海生命科学院2011年报道20%～25%取决于遗传。所以一个人的寿命长短首先要感谢你的父母，1/4～1/5的因素由父母遗传因素决定的，你父母长寿，你就得到了长寿的基因，用《黄帝内经》的话来讲是"天寿过度"。有人统计，有一千余位90岁以上的老人，90%以上有家族长寿遗传史，这句话非常正确。

第二个是气血畅通，过去我们不注意。历代帝王将相要长生不老。陈可冀院士《清代宫廷医话》里讲帝王将相延年益寿吃补肾药，补肾精。但是他们忘记了，人是以气血为本的，《内经》上讲"气脉常通"。实践证明老年人存在不同程度的微循环障碍、血液流变学改变。临床证明大部分老年人存在高血压、冠心病、高脂血症、中风后遗症等等。活血化瘀最突出的作用是改善微循环和组织供血状态，可以抗心肌缺血、脑缺血、抗凝形成，也就是活血化瘀的方药，陈可冀院士因此得了国家科技进步二等奖，为什么呢？因为他是专门研究老年病的。《黄帝内经》上早就讲气脉常通。现代人由于生活水平高了，心脑血管疾病成为死亡和发病的第一原因。英国的一位医学专家说"人与血管同寿"，血管有多少寿命，人的寿命有多长。所以保持血管的通畅，直接关系到人的寿命长短。

现在有人一天到晚吃冬虫夏草，我认为不如用活血化瘀药。因为气脉常通解决了什么？动脉硬化、斑块形成和血液黏稠度改善，这些都是活血化瘀起到一定的改善作用，《黄帝内经》中有根据。读《黄帝内经》一定要结合临床，必要的时候结合实验，这个《内经》才能读出味道和智慧。

肾中精气旺盛就不多讲了，补肾的中药确能改善衰老的许多实验室指标，能够起到抗氧化的作用。

以上可以看到《黄帝内经》讲健康长寿的三个方面，第一个方面我们没有办法主宰。另外两个方面，我们是可以贯彻到我们的防病治病中去的。所以这段话给我们第二个启迪，怎么样治疗老年病呢？

第一个是老人多肾精亏虚，我们要用补肾的药，补肾阴和补肾阳，张景岳的"阴中求阳"和"阳中求阴"是调补阴阳最好的原则。第二个近年有人提出老人多瘀，这是对《黄帝内经》很好的发挥。人为什么衰老？动脉硬化和组织供血不足。表现为功能衰退，器质性病变，血管病变，最后走向死亡。如果我们提前介入活血化瘀的药防止老年病的发生，可以预防或者促使健康长寿。许多老年病与遗传基因有关，这是现在西方提出精准医学，实际上就是基因医学，通过基因找到他的缺陷，校正这些不正常的基因。这是未来治疗一些难治性疾病的发展方向。

补肾活血法及其方药延缓衰老的机制的研究得到证实，在临床中补肾活血法对老年性痴呆、动脉硬化、脑栓塞、冠心病、高脂血症等老年病疗效是肯定的。理论依据是什么呢？就是《素问·上古天真论》里面讲的。我们学习经典一定要联系临床实践可以不断地引申和发挥，这样读《黄帝内经》才能解决当前医学中的许多难题。

第二个例子是：从《内经》"邪在胆，逆在胃"探讨胃食管反流病的治疗。我从《灵枢》第四十七篇里面一段原文的描写，实际上写了胃食管反流病的临床表现。可以推测，《内经》时代就已经有这个病了。当今社会为什么胃反流现象越来越多呢？我分析有三个原因，第一个是市场经济下的社会是一个竞争的社会，竞争什么？竞争利益。利益的竞争给人们带来一定无形的压力，使生活的节奏加快，许多人生活不注意，常常没有规律；第二个是饮食没有规律；第三个是饮食中蛋白质、脂肪太高，营养过剩。违背了《黄帝内经》提出的"饮食有节"的理论，导致胃食管反流病的发生率明显上升。

我们通过对这段经文的学习可以得到一个启迪，我们中医调节脾胃升降的功能有两个，一个是脾胃的升降，一个是肝胆的升降。所以说肝胆脾胃的调节是治疗胃食管反流病的重要切入点。叶天士讲肝和胃升，胆和胃降。这个和西方医学"见胃治胃"不同。

下面举一个病案，这个病案是一个在长期的胃食管反流病基础上形成了比较严重的Barrett食管病。我在临床上看消化病专科，碰到比较多的反流性胃食管反流病病人后期变成了Barrett食管病，其癌变发病率比较高，我们也可以把它叫做胃癌前病变，我们利用《灵枢》第四十七篇理论指导其治疗。

这里举例的病人是一个典型的胃食管反流病，十多年的病史，有吞咽困难、反酸、烧心、烧灼感、嗳气、腹胀。胃镜除了Barrett食管病的表现以外，还有慢性萎缩性胃炎伴有糜烂。所谓Barrett食管病就是长期反映以后引起食管的中下端细胞增生，产生了环周状的一些病理增生的变化。我们采用疏肝利胆，和胃降逆的方法治疗。另外，局部已经增生了，可以采用活血化瘀、软坚散结的方药治疗。这个病人我遵照"四时气篇"里面讲到的原则，选用制半夏、黄连、吴茱萸、黄芩、旋覆花、代赭石、姜竹茹、煅瓦楞、海螵蛸、枳壳、藿苏梗、炒白术、蛇舌草、菝葜、石见穿、莪术等加减。连续治疗四个月以后，在11月28日第一次做胃镜，让他到上海消化病研究所做胃镜。第一次复查结果是黏膜组织慢性炎症伴鳞状上皮轻度增生，Barrett的病理逐渐消失。又连续服药五个月以后，第2次复查胃镜：食管的病变完全消失了，慢性胃炎症"+"，萎缩"+"，症状完全康复了。

我一般让这些病人连续服中药四个月，因为胃黏膜修复在三个月左右，四个月复查一次胃镜，如果连续两次复查消失了，相对来说疗效比较可靠。两次以后给他开一点中成药，这样可以防止他有癌变的倾向。这样的病人，我每天会碰到好多，治好的病人也非常多。在这个疾病上，我感觉到中药的疗效比西药好。

第3个案例，《素问·太阴阳明论》说："阳者，天气也，主外；阴者，地气也，主内。故阳道实，阴道虚。"我们看一看这句话的本意是六淫之邪侵袭人体多从外进入为阳道，由内而损害人体叫阴道。阳道致病的性质多为实证、热证、阳证；内伤多为虚证和阴证，这是它的本义。

我这里引征了清代医家柯韵伯、叶天士解读《伤寒论》阳明篇和太阴篇的经验之谈。柯韵伯说："胃实者太阴转阳明，胃虚者阳明转太阴"。叶天士说"实在阳明，虚在太阴。"实证都属阳明，虚证属太阴。这句话对我们治疗脾胃病具有很好的指导意义。我这里列举的是治疗复发性口腔溃疡的病案，根据"阳道实，阴道虚"及"实在阳明，虚在太阴"的经典辨证理念，解决多发性口腔溃疡得出来的经验是：实火治胃，虚火治脾。

火到底是什么东西？我认为口腔溃疡从上面的文献引征"实火治胃，虚火治脾"，实火表现为红肿热痛，充血，出血，口干，舌红，大便秘结，小便黄等。我用黄连、黄芩、升麻、石膏、蒲公英、地丁草、知母、生甘草等清实火，临床上因为实火引起的口腔溃疡，用这类药是非常有效的。

虚火包括两种，一种是阴虚火旺，症见口干、舌红、五心烦热、口舌生疮等，选用石斛、麦冬、玉竹、北沙参、地骨皮、制龟甲、山茱萸、生地黄等，效果也是很好的。另外一种是李东垣讲的阴火，严格地说李氏所讲的阴火，是虚实夹杂的火。《脾胃论》认为阴火首先它是一个虚证，由于劳倦伤脾，脾胃气虚。我们讲内热伤中，由劳倦伤脾，脾虚不运，升降失司，治疗以补脾胃泻阴火升阳汤，用柴胡、炙甘草、黄芪、苍术、羌活等。病情比较复杂，往往是虚中夹实。临床必须根据辨证，有是证用是药。

现在举病案：患者是一个广东人，主诉反复口腔疼痛5年。患者2009年始出现口唇、双侧颊部溃疡疼痛糜烂，曾至当地医院多方治疗，诊断为口腔黏膜扁平苔藓，曾予以激素治疗，炎症明显时，予以抗生素治疗，但患者症状仍不能缓解，近一年来症状范围及程度逐渐加重。唇周、双侧颊部疼痛，咽痛，唇周糜烂舌白干裂，因口腔疼痛而影响进食，只能服用半流质，大便畅，小便常常不能控制，有时失禁，寐差，动则汗出。舌质淡，苔薄，脉细。体格检查：口唇、双侧颊黏膜红肿、糜烂、血痂。中医诊断：口疳。证候诊断：脾虚气弱，湿热内蕴，肌腐生疮。西医诊断：口腔黏膜扁平苔藓。治法：补气养血，健脾补肾，清热利湿。

处方：黄芪30g，太子参20g，茯苓15g，炒白术12g，生熟地（各）12g，熟附片9g，肉桂3g，细辛9g，生石膏30g，升麻30g，苦参12g，连翘12g，生甘草6g，胡黄连9g，珍珠母30g，藿苏梗（各）12g，7剂。

四诊：2013年6月8日。唇舌颊黏膜疼痛明显好转，能进食干饭，咽痛，盗汗汗出程度减，咽痛咳嗽干咳，大便通畅，夜间流泪。舌质淡红苔薄白腻，脉细。

处方：黄芪60g，炒白术30g，米仁30g，茯苓15g，升麻20g，胡黄连9g，连翘12g，生甘草6g，熟附片6g，细辛6g，川石斛12g，藿苏梗（各）12g，白及片12g，珍珠母30g，炙紫菀15g，炒谷麦芽（各）15g。7剂。

五诊：2013年6月15日。局部黏膜症状基本正常，颊部黏膜稍疼痛，咽微痛，吞咽出现疼痛，咽部有痰；咳嗽，汗出好转，小便症状改善；唇舌疼痛以及瘙痒好转，舌质淡苔薄白腻，脉右濡左弦。上方加川断12g，仙灵脾12g，牛膝15g。患者要回广东原籍，拟方30剂维持。

口腔黏膜、胃肠道黏膜是人体最大的免疫器官，是人体的第二个屏障。笔者经过多年的实践，提出"脾主黏膜"的观点，结合"实则阳明，虚则太阴"的经典理念，采取消补兼施，寒热并用，脾肾兼顾，经过一个月左右的治疗口腔黏膜明显好转，症情稳定。这个病人曾经用过激素，但是激素一停马上又发作。也用过抗生素，这个病很难根除。最近一年加重，口腔黏膜两侧出血、溃烂，而且延伸到口唇干裂、疼痛、不能下咽，只能服用半流质，大便畅，小便通常不能控制，小便失禁，一派肾阳不足的景象。我的理念是脾主唇，脾主口，脾主黏膜。根据实在阳明，虚在太阴的理念，这个病人完全是虚实夹杂的证候，有出血点，还怕冷，小便失禁。

我第一次用的方子。采用补气、养血、健脾、补肾、清热、利湿。黄芪用了40g，茯苓、白术各30g。为什么呢？脾主黏膜。劳倦内伤，脾胃困倦，脾虚是本。口干，生熟地。怕冷，小便失禁肾阳不足，用细辛利九窍。为什么用石膏呢？虚实夹杂。升麻我们中药学讲升提的作用，李时珍《本草纲目》讲其叶似麻，其性上升，故曰升麻。但是中药经典《神农本草经》说细辛有利九窍的作用。《神农本草经》里的升麻可清热、凉血、解毒。张仲景从来没有讲过升麻有升提的作用。在唐代以后的犀角地黄汤，专门是清阴凉血的，文献中记载，如无犀角可以用升麻代之。我学习老师的经验，经常用细辛配黄连、细辛配苦参、细辛配龙胆草、细辛配石膏等治疗复发性口腔溃疡有很好的疗效。取其相反相成，相激相成的作用。初看起来这个方子杂乱无章，我的老师说不是杂乱无章，而是"杂乱"有章。

第四个例子，从"风者善行而数变"，探讨溃疡性结肠炎的治疗。溃疡性结肠炎根据其发病特点属于中医文献中的"肠风"。《内经》有"久风入中，则为肠风飧泄""风者善行而数变""风胜则动"。溃疡性结肠炎，肠蠕动亢进，肠子的吸收功能差，所以大便不成形，这是风胜异常。风气通于肝，土得木而达，风邪易伤肝犯脾。

溃疡性结肠炎是一个非常难治的病，现在称为一种原因不明的慢性非特异性炎症性结肠炎，这个病人是典型的溃疡性结肠炎，近两年来精神倦怠，肠黏膜多发性溃疡、炎症，以直肠半结肠为主，转到溃疡性结肠炎。

病案举例：吴某某，女，52岁，初诊2013年11月9日。

患者自诉近两年反复大便不成形，每日大便5～6次，下腹部疼痛，痛则便，便后痛减，大便有黄色黏液，腹胀，矢气多，精神疲倦。曾在当地医院肠镜检查：肠黏膜多发性浅溃疡，伴充血、水肿，炎症以直肠、左半结肠为主。诊断"溃疡性结肠炎"。曾用中西药治疗，效果欠佳。现诉食后腹胀，偶有嗳气、腹隐痛，胃纳尚可，大便每日3～4次，不成形，便质烂；夜寐尚可，舌淡红，苔厚白，脉细滑。中医属肠风。治拟健脾调肝、清肠祛风，理气和中。

处方：柴胡12g，炒白术芍各15g，炒防风12g，白蒺藜15g，延胡索12g，制香附12g，米仁30g，芡实30g，葛根30g，川连6g，干姜6g，山药30g，马齿苋30g，秦皮15g，藿苏梗（各）12g，木香6g，黄芩12g，14剂。

二诊：2013年11月23日。诉服用上方后自觉食后腹胀较前明显好转，无嗳气，大便质偏烂，每日4次。舌淡红，苔薄白，脉细。

三诊：治疗再以上方加减。上方川连改9g，干姜改9g，加黄芪30g，党参15g，14剂。

四诊：2013年12月21日。诉大便不成形好转，大便前段成形，后段质软，日行2～3次。胃纳佳，腹胀、嗳气好转，腹痛改善，夜寐尚安。舌红苔薄白，略腻，脉细。

处方：黄芪30g，党参30g，炒白术芍（各）12g，防风12g，白蒺藜15g，米仁30g，山药30g，炒扁豆30g，马齿苋20g，川连6g，干姜6g，补骨脂15g，芡实30g，青陈皮（各）6g，枳壳12g，制香附12g，煨肉果9g，佛手9g，14剂。

十诊：2014年2月24日。诉大便基本成形，大便前段成形，后段质软，日行2～3次。胃纳佳，腹胀、嗳气好转，腹痛改善，夜寐尚安。舌红苔薄白，略腻，脉细。

处方：黄芪30g，党参15g，炒白术芍（各）12g，防风12g，白蒺藜15g，白头翁30g，辣蓼30g，炒扁豆30g，川连6g，补骨脂15g，黄芩

12g，枳壳12g，制香附12g，炙甘草6g，莲子肉15g，14剂。

2014年6月20日随访：大便每日一次，成形，无腹痛，精神好，纳谷正常。患者不愿意做肠镜复查。

这个病人来的时候腹痛隐隐，大便一天三四次，不成形，比较烂。既然中医认为是肠风，应该健脾、调肝。我用了柴胡、防风、白术等等。这个方子也是肝脾同治，升降并调，寒热并用，通塞合用。如果通得太厉害，大便次数太多；收敛得太厉害，结果便秘了，肚子痛也不减。采用健脾祛风，利气清肠，结果半年治疗症状基本控制，病情稳定。这样的例子临床也是很多的，有的疗效比较理想，有的疾病有改善，但是没有完全康复。

第五个案例：《素问·阴阳别论》："二阳结，谓之消。"二阳，指阳明之胃与大肠，肠胃结热，津液枯涸，口渴善饥，发为消渴。后世治消渴有滋阴、润燥、降火等，疗效不一。笔者体会，清胃与大肠之热，滋胃与大肠之阴，是取效的关键。

曾治一男性中年患者，50岁，日饮水八热水瓶，小便二三十次，形体日瘦，苦不堪言。经西医住院检查一月余，排除糖尿病、尿崩等病变，以口渴尿频待查出院。患者在当地医院迭服中药80余剂，收效不显。药有补气、敛津、养阴、清胃、益肾等。邀诊后，遍览前方，余亦技穷，后追询病史发现，患者饮食必欲经冰箱之冷食、冷饮而为快，大便干结，察舌质红，苔根黄。此二阳结热，胃肠热盛。前医虽曾投石膏、知母之类，恐病深药轻，不足以克邪。遂投：生石膏90g（后加至120g），知母、寒水石各30g，甘草6g，乌梅12g，地骨皮15g，生大黄9g（后下）。粳米60g，先煮成米汤，再以米汤煎中药。14剂后，饮水、尿量皆减少，大便通调。前方续有增损，调治3月余，诸症皆除，照常工作。此案二阳热结，取大剂白虎直折火势，伍大黄通阳明之腑，釜底抽薪，结果较短时间内热撤渴平。

治疗过程中，我发现患者喜欢吃冰箱冷食、冷饮而快，大便干结。老先生曾经用过石膏15g或者20g，辨证既然没有错，治疗是方药和剂量的问题，当石膏用到90g，第二次120g，医院给我退回来，我马上签字照用。前面用石膏、知母、甘草，人家老中医没有用粳米先煮成米汤，再以米汤煎中药。在这个基础上加加减减，本来找我看病的时候，包里面矿泉水带了四五瓶。后来一次就带一瓶。所以我们用古人的方子不仅要辨他的症，而且剂量和配伍还有它的煎熬法都是值得我们借鉴的。后来我碰到有些糖尿病用了降糖药以后，用了石膏、知母。如果再不行我就加黄精、熟地。为什么呢？胃口太好了，熟地30g，黄精30g。这个药吃了以后，胃口没有那么好了，再加一点治胃酸的药，效果满意。

最后谈一点感想："不读经典法无一可。"经典是法也、常也、径也。不读经典找不到辨证治疗的方向和目标。下半句是："尽守古法何处着我？"就是我们要在经典的基础上，结合病情，发挥我们的智慧，努力创新，实现自我价值。

我曾经写过《内经临证发微》一书，都是谈读经典，做临床的体会。我感觉读《内经》，一是从文化，二是从临床上进行解读。只有这样，才能使我们提高素质，激活我们的思维，以提高临床疗效服务。

今天谈了一些体会和我的校友和老师们进行交流，一得之见，十分肤浅，讲得不对的地方请大家批评指正，谢谢大家！

主讲人简介

王庆其，1981年毕业于中国中医科学院研究生部，导师方药中教授。现为上海中医药大学名师、终身教授、主任医师、博士生导师、博士后合作导师，上海市名中医，享受国务院政府特殊津贴，国家中医药管理局全国名老中医药专家学术经验师承导师，国医大师裘沛然学术传承人。

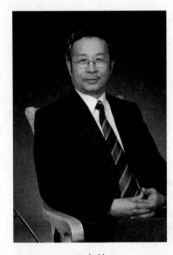

王庆其

从事中医内科临床（脾胃病等）工作40余年，从事《黄帝内经》教学30余年。现兼任国家中医药管理局重点学科中医基础理论、《内经》学科学术带头人、教育部重点学科（培育）中医医史文献学科学术带头人、中华中医药学会内经专业委员会顾问、《辞海》中医学科主编、复旦大学哲学学院特聘教授、上海第二军医大学中医系兼职教授、美国加州中医药研究院学术顾问、台湾长庚大学中医学院客座教授等。培养中医学硕士、博士、博士后30余名。

曾先后承担科技部"十五""十一五"攻关课题及支撑计划课题、上海市教委高水平特色项目等课题。曾连续担任"十五""十一五""十二五"新世纪全国高等中医药院校规划教材《内经选读》主编，全国高等中医药院校研究生规划教材《黄帝内经理论与实践》《内经病证学概论》主编。发表学术论文200余篇，主编（副主编）学术著作40余部。代表著作有《内经临床医学》《内经临证发微》《王庆其内经讲稿》《王庆其医案医话集》《王庆其临床教学实录》《王庆其临池碎墨》《杏林散墨——王庆其行书作品集》等。曾获得中华中医药学会科技成果二等奖、国家中医药管理局科技成果二等奖、上海市首届中医药科技奖著作奖、上海市教委教育成果二等奖、宝钢优秀教师奖、上海市模范教师、上海市劳动模范、中华中医药学会"名师高徒奖"、全国师德师风先进个人等。

第三讲

阴阳五行学说与中医学的思维模式

高思华

　　阴阳五行学说是每一个中医人刚开始学中医就要学的东西。为什么今天还要再讲这么一个古老的命题呢？这是因为一直以来人们对阴阳五行学说有了一些不该有的曲解，造成了人们对中医学科学性的怀疑。为什么这么说呢？因为科学的发展史告诉我们：任何一门自然科学的发展都要在哲学的指导之下，也都离不开哲学。都要有一个世界观和方法论来指导科学的发展。因而这个世界观和方法论也就成了促进或制约这门科学发展的关键因素。如果这个自然辩证法、哲学思想是先进的，就会促进这门科学的健康发展，但是如果哲学本身就是有问题的，那就势必会制约它所指导的科学的正常发展。

　　由于阴阳五行被曲解了以后，人们大都认为阴阳五行学说不是先进的一个思维模式，而是一个朴素的，甚至是有些牵强附会的需要完善的古代的方法论。

　　我们先看一看现在的教科书对阴阳学说和五行学说的定义：

阴阳，是中国古代哲学的一对重要范畴，是中国古代朴素的对立统一理论。阴阳，是对自然界相互关联的某些事物或现象对立双方的概括，并含有对立统一的内涵。

五行，即是木、火、土、金、水五种物质及其运动变化。

可以看到，在这里，一方面阴阳学说被定义为"是中国古代朴素的对立统一理论"。本来朴素指的是最原本的、最本来的、最本质的含义，但是"中国古代朴素的对立统一理论"所说的"朴素"则是另外的意思，是说它还是一个不完善的、有缺憾的古代的认识论，而且还只是"对自然界相互关联的某些事物或者现象对立双方的概括"，也就是说阴阳是在自然界当中看到的某些含有既对立又相互关联的事物或现象的概括总结。这就把阴阳学说定义成了其是从自然界的某些事物和现象当中拼凑起来的认识，而不是可以上升到哲学层面的规律的总结。

另一方面，五行学说被说成是"木、火、土、金、水五种物质的运动变化"或被说成是"五种物质及其运动变化"，其运动变化的规律就是"木生火、火生土、土生金、金生水、水生木"和"木克土、土克水、水克火、火克金、金克木"。之所以如此，乃是因为钻木可以取火，点燃木头就可以着火，所以木生火；柴火烧完了以后会化成灰，所以火生土；因为金是从土里挖出来的，所以土生金；金可以熔化成水，所以金生水；水浇灌植物可以让植物成长，所以水生木……

不难看出，五行学说完全被定义成了木火土金水五种物质在人为条件下所可能出现的某种变化。大家知道，木要被钻到一定程度或点燃以后才能着火，金要经过挖掘才能从地下被找出来，金要变成水需要经过1063摄氏度的高温熔化……所有这些都是经过了人为的干涉才产生的变化，已经不符合哲学范畴的东西了。哲学所给出的是对世界本质的解释，具有一般方法论的功能。也就是说，哲学所揭示的是规律，而规律应该是事物本身所固有的，不以人的意志为转移的事物的本质存在。如果钻木取火就说是木生火，那把木头磨成粉可不可以说是木生土？金在地下被挖出来可不可以因为金在下土在上而视为金是土的"根"而说是金生土？金所生的"水"是上千度高温熔化的金水，这种水可以灌溉植物而生木吗？这些牵强附会的解释甚至是诸如"金生水、水生木"之类的偷换概念的解释无不造成了人们对阴阳五行学说不同程度的否定，这也造成了人们对中医科学性的质疑。如果中医学的方法论都没有科学依据，中医学的科学性又会在哪里呢？这就是我为什么要在这里再给大家讨论阴阳五行学说的原因。

我今天主要想和大家一起分享三个观点：

一是阴阳五行学说是古代唯物主义的自然观，自然观就是观自然而得出来的自然规律。二是阴阳五行学说形成于黄河中下游流域，是抽象了黄河流域的天地自然变化规律而形成的。三是阴阳五行学说所反映的东方思维观念是整体恒动观，最符合生命科学规律，是指导生命科学的最佳思维模式。

一、古代自然观形成和发展的简要过程

中国古代的唯物主义自然观虽然萌芽较早，但却是历经春秋战国至秦汉才渐臻完善的。

在远古时代，人们仰观天象，俯察地理，见星辰推移，昼夜交替，四季循环，万物终天。那空洞深远的宇宙、纷繁灿烂的星辰、山川纵横的大地、千姿百态的自然，都在人们的心头打下一个个问号：

天地万物是怎么来的？日月星辰为什么悬而不坠？长江大河为什么总向东流去？春夏秋冬为什么周而复始？人类自身又是从何而来？死后又向何处去？这一个又一个的难题，困扰着我们的先人，我们的先人也是凭着他们的智慧试图对他们的所见所闻有一个圆满的答案。

根据考古资料显示，在人类历史的童年，人们就开始了对大自然和天人关系或人地关系的探索。但是在原始社会初期，由于生产力水

平比较低下，人们还没有办法真正认识和解释各种自然现象，只凭着自己的直觉和丰富的幻想来为他所看到的自然和社会找出一个比较圆满的答案。

在原始社会的早期，当时的人们看到刮风、下雨、打雷等各种自然现象，认为各种现象的背后一定都有超自然的神灵在支配：天有天神，山有山神，水有水神，土地有土地神，云有云师，雷有雷公，雨有雨神……这种自然观应该是最早的原始宗教的意识。到了氏族部落时代，又在自然宗教的意识上添加了图腾崇拜的内容。在这漫长的历史进程中，人们一方面不得不屈从于自然，对不可左右的自然之力顶礼膜拜，另一方面又不甘心被自然之力所左右，试图去认识并改造自然，所以就出现了很多征服自然的想象。比如说女娲补天、夸父追日、精卫填海等都是当时人们期望能够改变自然的种种壮丽神话。

随着社会进一步发展，从颛顼、尧到夏后氏，中国社会一步步跨入文明时代的门槛，对于自然与人的探索更是热情不减。随着奴隶制的形成，权力的逐步强化和集中，权力的主宰者就利用人们对天地的敬畏心理提出了天命神权论。天命神权论是说天神来主宰一切，它认为自然变化、社会运行和人的命运被具有超自然力量的天神所主宰，年成的好坏、社会治安的好坏以及人们的富贵贫贱、吉凶祸福、死生寿夭等等，无一不取决于天神的力量，无一不是天经地义，命中注定的上天安排。在天神系统中，玉皇大帝是至高无上的大神，其手下又有等级森严各司其职的众神，他们各有神通，主宰着天地间的一切。吴承恩的《西游记》中所描述的天地诸神就是这种思想的写照。这种天命神权思想与原始宗教结合在一起，规定了统治者权益的合理性，让人们在敬畏天地的同时必须而且只能屈服和顺从奴隶主的统治，消磨被统治者的反抗意识，成为人们的精神桎梏。

天命神权论在当时相当一段时间内占据了统治地位，但是奴隶不甘心永远当奴隶。与天命相对立的唯物主义的自然观也在人们改造自然、变革社会的实践中发展起来。特别是后来周邦推翻了"天命玄鸟，降而生商"的大商朝以后，人们逐渐对天命的神圣性产生了怀疑。以后随着天文学和道家哲学的发展，天命观慢慢动摇，古代自然观在这个过程中开始慢慢的酝酿，阴阳五行学说也就是在这个时候逐渐形成的。

二、阴阳五行学说形成的环境基础

任何事物的产生和发展都是有一定条件的。作为中国古代自然观的阴阳五行学说的产生也不例外。阴阳五行学说是先哲们在古代时空条件下总结当时的自然规律而形成的。我们知道，整个中国大陆的地形图是一个背倚高山大漠，面对辽阔海洋，是一个相对封闭的地理环境。在中国西部是帕米尔高原，整个亚洲地区形势以帕米尔高原向四周辐射，从帕米尔高原向东南，由北支支喀喇昆仑山、阿尔金山、祁连山和南支喜马拉雅山、横断山包围形成了世界上最高、最大的高原——青藏高原，是中西陆上交通的最大屏障。

东北有天山、阿尔泰山、萨彦岭、外兴安岭，横亘在蒙古高原外围，构成了中国西北和北方的一道天然长城。

这两条由帕米尔高原分别向东南和东北方向延伸的巨大山系，对于地处欧亚大陆东端的中国来说，恰好形成了一个人字形的包围趋势，构成了一个封闭中国的骨架。在当时的生产力条件下，东面的大海，又是一个天然的屏障。从青藏高原往东南，发源于青藏高原和横断山脉的伊洛瓦底江、怒江、萨尔温江、澜沧江、金沙江等都在几大山系当中，形成了当时条件下的山水相间，热气、湿气和瘴气混存的非常恶劣的自然环境。从青藏高原往北，则是茫茫的戈壁荒漠，往东北，则是伴随着巨大山系的高寒地带，都不是当时农耕时代适宜人们生存的环境。依当时的生产力条件，最适宜人们生存的地方就是黄河中下游流域了。

看看中国历史，我们不难发现蓝田人、周口店人、大荔人都是生活在黄土区的，黄土区也就成为了我们中华民族繁衍生息的发源地和中心所在。众所周知，我们有史以来所记载的历朝历代的都城也都是在黄河中下游流域——夏朝建都于阳城（现在的河南登封东）、斟（登封西北）、安邑（山西夏县西北），西周建都于镐京和丰京（西安附近），东周建都于洛阳，秦朝建都于咸阳，西汉建都于长安（现在的西安），东汉建都于洛阳。春秋战国时期的齐国是在山东淄博一带，魏国是河南开封一带，韩国是河南新郑一带，宋国是河南的商丘一带，赵国是河北邯郸一带，卫国是河南淇县一带，晋国是山西翼城南，鲁国是山东曲阜……所有的这些国家都城不仅都在黄河中下游流域，其疆域也在黄河中下游流域的范围内。为什么都是在黄河中下游流域这一块地方呢？因为这一块地方黄土肥沃、雨量集中，并且雨量集中在农作物生长成熟的夏季，这个时候正是很多的农作物开花结果、果实成熟的时候。在当时的农耕时代，这片土地是人们生存的最佳环境。所以黄河中下游流域也就成了我们华夏民族繁衍生息的地方，成了我们华夏文明的发源地。中华民族历史演变的幕起幕落都发生在黄河中下游流域，黄河也就成了中华民族的母亲河。所以黄河文化也就成了中华文化的同义词，黄河文明也就成了华夏文明的同位语。

在当时的时空条件下，我们祖先以这块最肥美的地方为中心，把天下分为东西南北中五方：东方是滨海鱼盐之地，南方是气候炎热之地，西方是气候寒凉和干燥的丘陵之地，北是气候寒冷的黑土高寒之地。祖先们认为，最适宜居住的地方是黄河中下游流域。所有华夏文化也都是在这一块相对封闭的区域当中萌发并成长起来的，作为古代自然观的阴阳五行学说也理所当然地在这块土地上酝酿而成的。

在这里，人们通过观察自然发现四时往来如环，昼夜更替无端，生生不息。四时的往来，昼夜的更替与天体的相互运动密切相关。地球和太阳等天体的相互作用形成了天地间春夏秋冬四时寒暑的往来和昼夜明暗的更替，形成了风热湿燥寒的气候变化。也正是四时的往来，昼夜的更替和气候的变化，孕育了山川草木和芸芸众生，构成了纷繁的大千世界。正如《黄帝内经素问·天元纪大论》所说："太虚寥廓，肇基化元，万物资始。五运终天，布气真灵，总统坤元。九星悬朗，七耀周悬，曰阴曰阳，曰柔曰刚，幽显即位，寒暑弛张，生生化化，品物咸彰。"人们渐渐认识到是天地之气的交感而化生了万物，万物的生息变化均与天地自然变化服务于同一规律。

当这种思想被越来越多的事实证明以后，先哲们终于明白了：要探索自然、认识自然界的各种事物，必须首先把握天地自然变化的基本规律，然后再依这个基本规律去剖析认识各种具体事物及其变化。正是在这种思想指导下，古人总结了天地自然变化的规律并抽象形成了阴阳五行学说。

可见，要探讨阴阳五行学说的形成，必须把着眼点放在黄河中下游流域这块中华文明的发源地上，必须把我们的目光拉回到在农耕时代的黄河中下游流域的时空点上。在这里，春夏秋冬四季分明而夏季的时间明显长于其他三季，而且夏季前半段的气候特点是以热为主、后半段的气候特点由于雨量集中湿热交蒸而偏胜于湿。所以，一年又可分成明显的五个时间段，即春、夏、长夏、秋、冬五时，古代的自然观就是在这种地理气候环境下形成并不断完善起来的。显而易见，如果脱离了黄河中下游流域这块具有春温、夏热、长夏湿、秋燥（凉）、冬寒气候特点的地域，是无法理解阴阳五行学说的形成的。

三、阴阳五行学说的形成

（一）阴阳学说的形成

从现有的文字资料来看，阴阳的概念在周初就形成了。这从现存最古老的典籍《尚书》《易经》《诗经》中可以得到证实。一般认为《尚书》和《易经》的大部分文字成书于周前或周初，《诗经》成书于西周至春秋末年之间。《尚书》和《易经》中阴阳只是单字出现

（《尚书》中单个阳字出现6处，单个阴字出现3处，《易经》中仅见一个阴字），而《诗经》中阴阳出现较多，且已有并列的阴阳出现，意义也已很丰富了。说明至《诗经》成书的时候，阴阳学说已基本形成了。

最早所说的"阴"与"阳"只是一个日常的"明"与"暗"的相对概念，仅反映了阳光照射到与照射不到这两种自然现象。阳光照射到的地方叫"阳"，阳光照射不到的地方叫"阴"。

其后，人们发现：阳光照射到的地方相对明亮，而阳光照射不到的地方相对黑暗；阳光照射到的地方相对温暖，而阳光照射不到的地方相对寒凉；太阳出来有阳光照射就是白天，太阳落下无阳光照射就是黑夜；在有阳光的相对明亮、相对温暖的白天，地气向上蒸发，而没有阳光的相对黑暗、相对寒凉的夜晚，则天气向下沉降；太阳照的到的白天，天地之气是上升的。太阳照不到的黑夜，天地之气是下降的；位于南面和上面的地方光照充足而明亮温热，位于北面和下面的地方光照不足而黑暗寒凉；动物多是白天活动而夜间安静，随着人们对这种自然现象的观察不断深入，阴阳的概念中便逐渐增加了明与暗、热与寒、昼与夜、上与下、升与降、南与北、动与静等相对属性的内涵。

随后人们在实践中渐次发现，这种可以用阴阳来归纳的自然变化具有以下规律性：

一是春夏与秋冬、昼与夜、气候的寒热燥湿等自然现象具有既对立统一又相互制约的矛盾属性：春夏与秋冬相对立，又统一于一年的四季变化之中；昼与夜相对立，又统一于一天的明暗变化之中。并且，春夏与秋冬、白天与黑夜又是相互制约的，当春夏时间长的时候，秋冬的时间就短；秋冬时间长的时候，春夏的时间就短；白天时间长的时候，夜间的时间就要短；夜间的时间长的时候，白天的时间就要短。如夏至白天的时间最长而夜间的时间最短，冬至夜间的时间最长而白天的时间最短。

二是这些既相互对立又相互统一的两个矛盾方面又都以对方的存在为自己存在的前提：没有春夏，也就无所谓秋冬；没有白天，也就无所谓黑夜；没有温热，也就无所谓寒凉；没有燥，也就无所谓湿；没有升，也就无所谓降。

三是这些既相互对立又相互统一的两个矛盾方面又都可以在一定的条件下向相反的方面转化：随着天地的运转和时间的推移，白天逐渐转化为黑夜，黑夜逐渐转化为白天；春夏逐渐转化为秋冬，秋冬逐渐转化为春夏；温热逐渐转化为寒凉，寒凉逐渐转化为温热。

四是这些既相互对立又相互统一的两个矛盾方面中又都包含着无限可分的矛盾方面：春夏为阳，秋冬为阴，然春夏之中有温热的不同，秋冬之中有凉寒的差异，春夏秋冬每一季节之中又都包含着昼夜的更替和寒热燥湿的变化；昼为阳、夜为阴，然白天之中有太阳处于上升阶段的上午和太阳处于下落阶段的下午，黑夜之中有太阳继续下落的前半夜和太阳渐渐上升的后半夜；热为阳，寒为阴，然寒热又都是相对的，又都有程度的不同。

于是，人们就把具有相对属性的四季往来、昼夜更替及其与之相应的自然现象的变化规律用阴阳来进一步抽象和升华，阴阳也就逐渐变成了"有名而无形"的哲学概念，而且具有了对立统一、互根互用、相互制约、消长转化、无限可分的基本变化规律，阴阳学说就这样形成了。

诚如《管子·四时》："阴阳者，天地之大理也。四时者，阴阳之大经也。"《庄子·知北游》："阴阳四时运行，各得其序。"《系辞》："一阴一阳之谓道。"《周易大传·恒》："天地之道，恒久而不已也。"

可以说，阴阳学说就是在总结天地四时与昼夜寒暑的运转规律中而抽象形成的，阴阳之理就是天地自然变化之理，天地四时的循环往复规律就是阴阳基本法则的由来。阴阳的运动变化规律是与天地共存而恒久不变的。

阴阳学说形成以后，被广泛运用于政治、军事、天文、地理、术数、医学、农业等社会科学领域和自然科学领域，为人们解释了种种原来解释不了的现象，并指导着各个领域的科学研究。

（二）五行学说的形成

五行学说是在阴阳学说形成的同时，古人总结了黄河中下游流域的春温、夏热、长夏湿、秋凉（燥）、冬寒的气候运转变化规律和与之相应的春生、夏长、长夏花、秋收、冬藏的物候变化规律以及在气候运转过程中风热湿燥寒的气候胜复调节规律而抽象形成的。

古人在长期的生活实践中发现，自然界各种生命现象的产生和消亡不仅与具有对立统一规律的寒暑往来和昼夜更替有关，也与春温、夏热、长夏湿、秋凉（燥）、冬寒的气候运转变化规律息息相关。在五时的运转过程中，风、热、湿、燥、寒之气的变化是相互关联、相互制约的，具有一个虽然相互制胜但又自稳调节的规律性的变化，且这种变化随时影响着自然界的各种生命而产生着相应的变化。

我们先人就是把黄河中下游流域的这种气候变化及其与物候变化之间的相互关联的自然规律进行了归纳总结，抽象升华而形成了五行学说。

1. 木、火、土、金、水是四季五时气候特点和物候特点的抽象　黄河中下游流域的气候特点是四季分明而夏季长于其他三季，夏季的后半至入秋之前正值梅雨季节，古人将此雨湿偏盛的季节称之为"长夏"。万物皆由春温之时而生发，夏热之时而长大繁茂，长夏雨湿之时而变化结实，秋燥之时而收敛凋零，冬寒之时而闭藏。古人把这种气候变化规律和与之相关联的物候变化规律加以总结，以木、火、土、金、水这五种概念来比类抽象，便升华形成了五行学说。这里的木、火、土、金、水并不是什么物质的名称，而只是春、夏、长夏、秋、冬的气候和物候特点的一个抽象用语。

为什么要用这五种物质代替呢？我们知道，在春天这个时节，气候温暖万物生发，人们最先看到的最有象征性的现象就是各种植物的发芽生长，所以我们的先哲们就选择了"木"这个植物的代表性名词来代言春天温暖和万物于此时生发的气候和物候特点。

在夏天这个时节，气候炎热而万物繁茂，人们所感知的最鲜明的特点就是白天的时间长而夜间的时间短，光照充足，明亮而炎热，天地万物的生长呈现着向上向外的活跃气势，所以我们的先哲们就选择了"火"这个具有明亮、炎热且气势向上向外特征的代表性名词来代言夏天的炎热、明亮、万物生长繁茂的气势蓬勃的气候和物候特点。

在属于夏天后半部分的长夏时节，是黄河中下游流域雨量最集中的季节，气候特点是湿，好多的植物都在这个时节开花结果，由禾苗变成果实且逐渐成熟，所以我们的先哲们就选择了"土"这个具有湿润和万物变化之本（万物入土即会产生变化）特征的代表性名词来代言长夏湿气偏盛、植物多在此时由禾苗化生为果实的气候和物候特点。

在秋天时节，原来又湿又热的气候和向上向外的气势一下子就自然而然地转化成干燥的清凉气候和收敛沉降的气势。所以我们的先哲们又选择了"金"这个最能体现凉、燥、收及沉降的代表性名词来代言秋天的凉燥肃降和万物收敛凋零的气候和物候特点。

在冬天的时节，气候寒冷，各种生命体都处于蛰伏和闭藏的状态，于是我们的先哲们就选择了"水"这个最能体现寒凉和下藏特点的代表性名词来代言冬季的严寒和万物蛰藏的气候和物候特点。

不仅如此，先哲们唯恐人们把木、火、土、金、水理解成五种物质，特意在《尚书·洪范》中告诉人们："水曰润下，火曰炎上，木曰曲直，金曰从革，土爰稼穑。"

木曰曲直："曲"，意即弯曲、曲折隐秘之处；"直"，意即伸直、畅达；"曲直"，是指随着春天的天气转暖，万物由弯曲而伸直、由弯曲隐秘之处而伸达于外的生发过程。"木曰曲直"是说"木"在这里是曲直的代名词，代表春天的温暖和万物随之而生的特点，亦即是春温和春生的代名词。

火曰炎上："炎"，为火光向上和盛大之貌；"上"，意为升、盛、大；"炎上"，是指随着夏天的炎热万物盛大繁茂长的过程。"火曰炎上"是说"火"在这里是"炎上"的代名词，代表夏天的炎热和万物随之而盛长的特点。

土爱稼穑："稼"，禾之秀实为稼，茎为禾；穑者，谷可收曰穑；稼穑，指植物随着长夏雨水集中的湿润之时由禾苗变成果实并逐渐成熟的过程。"土爱稼穑"是说"土"在这里是"稼穑"的代名词，代表长夏的湿润和植物随之而变化的特点。

金曰从革：从者，顺也、随也；革者，改也、变也；从革，即自然而然的变革。"金曰从革"是说"金"在这里是"从革"的代名词，代表时至秋季则天气由炎热向上而自然而然地转变为凉燥向下和万物也随之收敛沉降的特点。

水曰润下：润者，渗入于他物之内也；下者，降也、入地也；润下，即向下和闭藏。"水曰润下"是说"水"在这里是"润下"的代名词，代表冬天的寒冷和万物于此时闭藏的特点。

显而易见，那种仅从字面上将木火土金水理解为五种物质，认为"五行是木、火、土、金、水五种物质及其运动变化"的观点是绝对错误的，是对五行学说的曲解。

2. 五行相生是对五时气候、物候运转规律的抽象　既然五行的木、火、土、金、水是春、夏、长夏、秋、冬五时气候变化特点和万物生化特点的抽象，而一年的气候是由春而夏而长夏而秋而冬循环往复，万物的生化也是春生、夏长、长夏化、秋收、冬藏而生生不息，冬天的藏，孕育着春天的生；春天的生，是夏天盛长的先决条件；夏天的长，是长夏化的基础；有长夏的化，才有秋天的收；有秋天的收，才有冬天的藏。把这个规律以木、火、土、金、水加以归纳，自然就是木生火、火生土、土生金、金生水、水生木了。

3. 五行相克是对自然气候正常制胜规律的抽象　古人发现，气候的变化，不仅具有春温（风）、夏热、长夏湿、秋凉、冬寒的运转规律，而且风热湿燥寒诸气之间还具有一个互相制胜以维持气候变化相对平衡的自稳调节规律。即《素问·六微旨大论》所说"六气五类，有相制胜"。正常的气候变化是六气若有偏胜，则必有制胜之气来制约之：风气偏胜之后，随之而来的必然是气候干燥，即所谓"燥气来复"；燥气偏胜之后，随之而来的必然是气温升高，即所谓"热气来复"；热气偏胜之后，随之而来的必然是寒凉之气的制约，即所谓"寒气来复"；寒气来制约热气，冷热气团交替，大多化云降雨，气候转湿即所谓"湿气来复"；雨湿来后，气温降低，必然造成地域温差，则势必因空气的流动而形成风；即所谓"风气来复"。自然界的气候变化就是在这种有胜有复的自稳调节中维持一个相对的动态平衡。若某种气候只胜不复，则亢而为害。也正是春温、夏热、长夏湿、秋凉、冬寒气候变化的动态平衡，才保证了自然界万物的生生化化。即如《素问·六微旨大论》所说："相火之下，水气承之；水位之下，土气承之；土位之下，风气承之；风位之下，金气承之；金位之下，火气承之……亢则害，承乃制，制则生化。"古人把这种六气相胜的自然变化规律结合木、火、土、金、水加以归纳，就形成了木克土、土克水、水克火、火克金、金克木的五行相克规律。

4. 五行的乘侮是对自然气候异常相胜规律的抽象　古人还发现，六气在互为胜复的运转过程中，不仅有正常的自稳调节，还有异常的气候灾变，若一气偏盛太过，不仅可以制约其所胜之气使之更加不及，而且还可以制约其所不胜之气使之偏衰，若一气偏衰太过，则其所不胜之气和所胜之气均可亢烈为害。无论是不及还是太过，又均都影响自然界万物的生化而产生相应的偏盛偏衰。对此类自然气候异常制胜的情况，《素问》的七篇大论做了详尽的讨论，足见古人对这一特点的观察之细和重视之至。根据这一自然规律，古代思想家把这种过度制约其所胜之气的异常现象称之为"乘"，把反过来制约其所不胜之气的现象称之为"侮"，从而抽象提出了"气有余，则制己所胜而侮所不胜，其不及，则己所不胜侮而乘之，己所胜轻而侮之"（《素问·五运行大论》）的五行乘侮的基本规律。

5. 五行互藏是对五时气候各有五方之异、又各有五气盛衰之特点的抽象总结　五行互藏就是五行中复有五行。每年的气候虽然都是春温、夏热、长夏湿、秋凉、冬寒，但由于地势的原因，每一时的气候又各有其五方的差异，东方偏温，南方偏热，中央偏湿，西方偏凉偏燥，北方偏寒。同时，由于天地的不断运动感召，即便是同一地域同一季节，也各有风、热、湿、燥、寒的偏盛偏衰。就是说，无论是属木的春天，还是属火的夏天、属土的长夏、属金的秋天、属水的冬天，既各有东（木）、南（火）、中（土）、西（金）、北（水）之地理性气候的差异，又各有或偏温（木），或偏热（火），或偏湿（土），或偏凉偏燥（金），或偏寒（水）六气盛衰的不同，并且即使是同一地域同一季节的气候，又都有风、热、湿、燥、寒五气的互为胜复和互相制约，自然界的气候也就是在这种自稳调节作用下维持其动态平衡的。五行互藏的认识就是古人对上述自然规律归纳抽象而提出来的，这就是所谓"五行中复有五行"的"五行互藏"。

综上所述，五行学说与阴阳学说一样，是先哲们在总结自然气候变化规律和自然界万物生化与气候变化相互关联规律的基础上抽象形成的。五行学说与阴阳学说优势互补，互相为用，就构成了古人用以解释自然、探索自然的世界观和方法论。阴阳五行学说不仅体现了古人在观察揭示自然规律方面所做出的巨大成就，更重要的是体现了古人从天体运动、天地相互感召来认识气候的变化，以天地一体、四时一体、万物一体整体恒动的观点来认识自然界所有的事物，以自然变化规律来分析探讨具体事物的内部变化规律的基本思想方法。

阴阳五行思想可谓中华民族与智慧的结晶。它反映了中国人的空间意识，这种空间意识认为自然并不是外在于人的对象，作为人的对立面而存在，而是与人息息相通；人并不站在自然的对立面与之抗衡，而是与自然融合为一。人类本身是自然界和谐的一个组成部分，顺从自然规律，从根本上与自然相合，这就是"天人合一"。只有天人合一，才谈得上宇宙的整体性。盛行两千多年而不衰的中医学，之所以有如此强大的生命力，就是因为其深深植根于传统自然观的肥田沃土之中。在这种天人合一的自然观指导下，中医学把人和自然看作一个整体，认为人身是一个小天地，又是自然界的一部分，也是自然界的产物，人在大自然中生活，与自然界息息相关，其生命的变化与自然界的变化服从于同一规律。

人体是一个各脏腑组织器官相互关联的系统，而人体小系统又与天地大系统服从于同一规律。从天地人一体的角度出发来研究人体生命现象的基本观点随着现代生物钟学说、生物全息规律、系统论的发现和医学气象学、医学地理学等新兴学科的提出而逐渐被证实，而且其所倡导的因时、因地、因人而辨证论治的诊断治疗方法在临床上也愈来愈显示出其明显的优越性。

主讲人简介

高思华，医学博士，博士生导师，北京中医药大学首席专家、主任医师，国家973计划中医药专项首席科学家，享受国务院政府特殊津贴。兼任教育部高等教育中西医结合类专业教学指导委员会主任委员，全国临床医学（中医学）、中药学研究生教育指导委员会副主任委员，全国中医标准化技术委员会副主任委员，国家中医药管理局中医药重

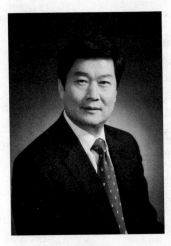

高思华

点学科建设专家委员会副主任委员，中国中西医结合学会副会长、内分泌专业委员会主任委员，中国保健协会副会长，中国老年保健医学研究会副会长，中国药膳研究会副会长，世界中医药学会联合会考试与测评分会会长、糖尿病分会副会长等职。

从医以来一直致力于中医基础理论的教学与研究以及糖尿病的内科临床研究工作，对中医理论体系尤其是气化学说、阴阳五行学说及脏腑相关理论的研究有独到见解，对糖尿病的中西医结合内科临床治疗研究有独到之处。获国家科技进步二等奖一项、国家教学成果二等奖一项、省部级科技成果奖多项。

主编全国高等中医药院校规划教材《中医基础理论》一部，主编或参编学术著作10余部，发表学术论文100余篇。

第四讲

中华医道——人类文明之千古绝响

傅景华

今天是我离校35年以来，第一次回到母校参加这样的活动。所以对于我们来说，都应该非常感谢研究生院的领导能举办这样的活动。37年前我在农村牧区为农牧民服务，一个偶然的机会学中文的朋友拉我去陪他看研究生招生，发现中国中医研究院第一次招中医研究生。岳美中、王文鼎、赵锡武、钱伯煊、方药中、任应秋、董建华、刘渡舟等八大导师坐镇；不考外语，考古文；不考教材，考经典，从来没有过的。这是方药中老师的主意，非常感谢方药中老师，为了拯救中医所做出的重要贡献。

今年是岳美中老师115周年诞辰，方药中老师94周年诞辰，耿鉴庭老师百年诞辰。非常感谢各位老师以及当时的各位领导，他们为我们中医研究生传承中医接力做出了重要的贡献，也是对中华医道和中华民族以及对全人类的重大贡献。

佛说世界是因缘的聚合，因缘聚则生，散则灭。今天我们有这个难得的缘分，我想和大家共同感悟一下我们从来没有听到过的，从来没有看到过的，在网络文献上查不到的内容。于是选择了"中华医道——人类文明之千古绝响"，之所以选择这样一个题目，是因为如果我们讲一些细枝末节的问题，就像一棵大树没有根干，光在枝叶上"创新"，抹得再红也是无根之叶。

但是如果讲中华医道这样一个大的内容，很可能大家听不懂，听不懂的原因不是说中华医道不好懂，也不是说离我们太远，其实我们天天都生活在道中。就像一个大海里的小鱼问大鱼，你知道大海是什么样吗？大鱼告诉小鱼说，我们永远不知道大海是什么样的，因为我们就生活在大海中。我们天天生活在道中，但是我们并不了解道。

慧律法师说出家人不怕死，就怕不知道怎么活。我们中医不怕苦，就怕不知道中医是干什么的。所以必须要打开一个窗口看一看什么是中医，什么是中华医道，什么是中华文化，什么是自然，什么是生命，什么是社会。我们坐在火车上看到车厢的空间似乎是不动的，但是打开窗户以后，看到车外的空间瞬息万变。但是谁能为我们打开宇宙的窗口？老子说："为学日益，为道日损。"所以，我们在感悟中华医道的时候，感悟中华文化的时候，就不能用已经学到的知识和成见来理解和检验大道。

净空法师在向李炳南学佛时，李老师提出的三个问题中第一个就是：你以前听到的，看到的，学到的一律都不算数，全部放下行不行？净空法师说行。所以今天我们在感悟中华医道的时候，不能用已知的知识成见来分析理解和套用。就像南隐禅师接待一个想学禅的人时，在杯子里倒了很多水，水满了还在倒，为什么？就是说如果你脑子里装满了过去的东西，就不可能感悟真正的大道。

今天的"中华医道——人类文明之千古绝响"分三部分内容，即道本学末、空本物末、中本医和。现在先讲一下前言"甲骨真文"。为什么呢？习近平主席说中医是打开中华文明宝库的钥匙，而中华文明是以文字为标志的，文字的源头就是甲骨文。《老子》是用西周甲骨文写的，《黄帝内经》最晚也是用大篆写的。如果不懂得大篆、金文和甲骨文本义，就不可能懂得《老子》在说什么，《黄帝内经》在说什么。所以，甲骨真文是中华文化之源，中华文化是中华民族之根。

盘庚迁殷，武丁中兴，尊请傅说，启用众真，清静虚空，通悟大道，刻于甲骨，符示自在。中华民族历史上一个最重要的时期就是盘庚迁殷，武丁中兴。因为武丁在位59年，他能跟普通的民众一起生活，一起劳动。于是在山西一个叫傅的地方，碰到一个叫说的人，最后把他请回来主政。傅说启用大批的真，就是后世所称的真人，就是《黄帝内经》所载"上古有真人"。真把他们感悟到的，即对于自然、社会、生命的通悟刻到甲骨上，这些甲骨文都是自在之符。

这是中华民族始祖武丁、傅说，这是甲骨文（指PPT图）。这片甲骨的最左上方就是真（𠂤）字，真字上虚下虚中空。就是说任何人都可以成为真，当你能够排除杂念，无我无物，静定虚空，进入虚空境界就是真。

这是刻在兽骨上的甲骨文，这个也是甲骨文。这是甲骨文真字，每个甲骨片上都有一个真字，为什么？每个甲骨片都是一个真或者几个真刻的，他们都把自己刻上，不是为了留名，而是要负责任，要对自己刻的内容承担责任，所以要把真与名都刻上。

甲骨文不是用于占卜的象形，而是生命神气对自在之符示。到了帝辛，也就是纣王时把大批的甲骨片埋在地下，武王伐纣的时候没有找到被埋藏的甲骨片。20世纪30年代殷墟甲骨文出土以后，所有的文字学家都认为我们的文字是象形文字。象形实际上主要是指形状。形状就是物体的样子。如果把中华文字解释成物体的样子，说明中华文字是最低最低的。形状对于物体的本质是微乎其微的，如此就使中国文字和西方拼音无法相比。西方有没有文字？没有文字，只有拼音。西方没有词汇，只有拼音链。他们把拼音链进行了人为的定义然后形成概念。如果不定义的话，拼音链是没有意义的。所以他们定义的时候，可以把一个拼音链定到各个不同的级别和层次。

如果我们把自己的文字贬低到最低层次，那就是说中国文字根本无法和西方拼音相比，所以好多人提出要废除中国文字。甲骨文不是初级文字，而是中华文字之大成，中华文明之大成，人类文明之大成。不是说后来的文字比甲骨文先进，而是说后来的文字越来越末化。人们往往有三个固定的成见，即认为古人比今人落后，小孩不如大人聪明，中国人没有西方人智慧，事实恰恰相反。这真是历史的误会。

在以下的每一个内容中都要涉及甲骨文，讲《黄帝内经》和《老子》都会涉及甲骨文，所以我会把涉及的甲骨文示义给大家简单讲一下。

一、道本学末（德本技末）

今天讲的道本学末包括八大境域、九大名义、五大语汇。这仅是一些粗浅的内容，其他深层内容只能以后进一步讲解。第一个是八大境域，境即空境，域即时域。过去我用过范畴，后来范畴也不用了。因为现在中医面临最大问题是用西义概念来解释、验证和改造。所以我们力求恢复中华文化和中华医道的本来名义。中华文化和中华医道有八大境域：道、德、术、理、智、思、学、技。即大道、至德、隐术、明理、上智、睿思、微学、末技。

甲文道字，内玄外行。道（）字的外面是行（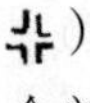）字，先看一看外面五行的行。上下左右都是合限符（甲骨文有八个单符，一百多个复符，共有几万字。如果仅用于占卜的话，吉凶两个字就可以了，为什么用几万字？）。合限符上下左右四个，共同形成一个通限，所以五行的行字有通限义。隐通显限，虚通实限，无通有限，化通聚限，神通形限，机通象限……合起来就是本通末限。所以五行是通贯一切的，自在、自然、社会、生命各个方面无限通贯。行有两种发

音，行业是以限为主，五行是以通为主。

道字里面是玄字，左右两个回亘符，内回外亘，左回右亘（古音旋）。回亘乃动变之根本方式。不是物质的运动，而是空时之动变。为什么动变之根本方式是回亘运动？例如，地球围着太阳转，转的时候太阳也在转，所以它只能是回亘运动，是公转。而圜转符（○）是自转。所以地球自己转一圈，围着太阳又转一圈。电子围着原子转的时候，第一层是两个电子，转的方向是不同的。所有一切动变，根于圜转回亘。双向回亘合起来就是玄。所以马王堆本《老子》载："玄之，有；玄众，眇之，门。"《老子》讲的道是玄和行组成的，包括一切空时动变之本末。

玄内行外，玄本行末。道标志从本至末，由末归本。从本至末，由末归本就是道。道标志本末，标志空时，标志动变，标志虚实，标志隐显，标志无有……标志一切。所以，用一个汉字来标志一切就是"道"。从本至末，由末归本，一切都在道中。甲骨文的道不仅是指规律。西方科学研究物质运动规律，如果道仅是指规律，我们的道就是它研究的一个对象，就是说中华文化只是西方研究的一个对象，极大贬低了我们的中华文化，贬低了我们的祖先和民族的智慧。

这是甲骨文的学（𦥯）字。左右为分限。分而又分，限而又限。中间是与变。即各种各样的相互作用，才有了各种各样的变化。然后对这些各种各样的变化分而又分，限而又限，越分越细，越限越末。所以医学分各种各样的科，如从内科到呼吸科，再到气管炎、肺炎、哮喘等科越分越细，越分越末。学字示分而又分，限而又限，逐渐趋末。大道标志自然之本、生命之本、社会之本，而学标定自然之末、生命之末、社会之末。

西医学研究人体结构与功能。在生命过程中，生命空时、生命动变为本，人体结构、人体功能为末。道本学末。道可以包容学，学不能替代道。医道可以包容医学，医学不能取代医道。《黄帝内经》用道字265次，用学字只用了4次。黄帝问雷公"子知医之道乎？"他举了很多学过的东西，黄帝说这是杂学。中医有医道、医德、医术、医理、医智、医思、医学、医技。道本学末，德本技末。大道乃本，哲学为末；大道乃本，科学为末。

九大名义。中国古代用的是名。所以老子说"道可"后，接着就说"名可"。名示各种局域动变，道标志全部，名标识局域。所以中名有本义、寓义、隐义；末义、喻义、借义；异义、西义、畸义。共符成字，借字为名。名的本义就是甲骨文所展示的本来意义。名还有寓义，在本义的基础上产生了寓义。本义为一，寓义无限。除了寓义以外还有隐义。后世开始用末义，因为从古至今，汉字就是既能标志本，又能标定末。后世用名增加了末义、喻义和借义。近代以来才出现了异义、西义和畸义。西义是译西借中时形成的概念。还有一些在后来形成的概念中，既不是中名的本义、寓义，又不是概念的西义、异义，那就是畸义。

比方说甲骨文的气（三）字，一横示显现，空隐时显，始显终现。三横示上中下各类之显现、各类之动变。而西义概念的气是具体的物质。如果把气解释成人体的功能，则既不是中名之本义，又不是概念的西义，所以叫畸义。

五大语汇。重点讲一下真言，因为其他语大家基本了解。第一真言、第二文言、第三白话、第四概念、第五畸话。真言一字广义，文言几字一义，白话多字狭义（用好多字说了一个特别小的意思），概念借字西义（翻译外语时借用中国字形成的西义概念），畸话讹字畸义（乱用讹传甚至恶搞中国字而形成畸义）。

我们为了读懂《老子》和《黄帝内经》必须讲一下真言。《老子》用真言。《周易》《黄帝内经》用真言，也有文言。因为《黄帝内经》非成于一人一时，所以最初多真言，后世为文言。

举几个例子看什么是真言。通行本《老子》开篇就讲"道可，道也，非亘，道也"（马王堆本有"也"字）。甲文可（可）字，右上合限，左下虹波，左上显连。枚乘《七发》："虹洞兮苍天，极虑乎崖涘。"《后汉书·马融传》："天地虹洞，故无端涯。"向内虹化，向外波动。中间连接显现，形成一个局域。人们认为这是一个口（Ｕ）。汉字有几百个带这个符的字，都能用嘴来解释吗？这是一个局域，这个局域要汇集、显现。小到每一个人、每一个事物，大到一切空时动变方式都是局域空。这些局域空都要进行限制，所以可字的意思是向左限制在一定的局域里，自行向内汇集，向外彰显。《老子》"道可"，示义一切空时动变，都要向左限制在一定的局域里，自行实现从本归本，而不能有所突破。突破这样的境域，就会引起社会与生命的向末妄动。所以道德、精神、文化、思想都要通归。而物质、欲望、竞争、掠夺都要进行限制。如果该通者不通，该限者不限，就叫作"恶"（🈲）。

所以通行本《老子》在第二篇就有"天，下皆，知；美之，为；美斯，恶"。为什么呢？本来应该把该放开的放开，该限制的限制。虚通实限，隐通显限，无通有限，本通末限。如果把该通的都堵上了，把该限的都放开了，那就是"恶"。因为限制不是完全限制，是限制一部分，通贯一部分。现在它是把限制放开，把通贯的都堵上了。比如说道德、文化、思想、精神全堵上了，把不该放的都放开了，比如物质、欲望、竞争、掠夺……于是《老子》说"美斯，恶"。

从一字广义，一字一断的真言可以看到，《老子》所讲的道并不是人们一贯解释的：道是可以说的，可以说的就不是永恒的道。那几乎是一句废话。《老子》开宗明义，怎么会说一句废话？而且紧接着"道也"，又被认为是没用的话。人们认为"也"字是一个语气词，没有用的字。实际上"也"是一个非常重要的字。甲文也（♀）字，合变延返。示化变之循环往复。如"四季者，春夏秋冬也"。就是说春夏秋冬以后又是一个春夏秋冬，四季是循环往复的。"阴阳者，天，地之，道也"。亦如此意。所以说"道可，道也"，是指各种空时动变都要限制在一定的局域里，这种限制的局域动变是循环往复的。

再举一例，如《黄帝内经》讲的"肾"。甲骨文"肾"字的左边，很多专家说这是眼睛（目）。于是甲骨文的藏字就成了用兵器扎瞎眼睛，甲骨文的民字就成了用棍扎瞎眼睛。所以说这个绝对不是眼睛，这是一个圜转加合变。甲骨文的龙字就有一个圜转，加回亘。自在之一切都在圜转与回亘运动。如电子围绕着原子自转和公转，地球围绕着太阳自转和公转……一切都在自转，一切都在公转，一切都在圜转，一切都在回亘。

"肾"字的右边，有人说这是一个手（扌），甲骨文用这个符的字也有好几百个，都用手解释的话能通吗？用眼睛看手就是肾吗？这个符示交互波动。各种波动相互作用。生命空在圜转，生命空在波动，只有这样的话，才形成生命。又如《易经》载"圆者神"。甲骨文神（ ）字，回亘聚化。回亘运动是一切运动的主导，生命神是一切生命活动的主导。

《易经》载"乾为天，圆"。左圜右转。向左是圜动，向右是转动。有人认为甲骨文的龙（ ）字是一个虫子，中华民族就成了虫子变的。为什么后来把虹也写成虫字呢？认为这是一个虫子（ ）。两个虹波、两个圜转加起来，这是甲骨文的虹（ ）字。肾是生命空在圜转和波动，在圜转波动过程中实现了各种相互作用与生命转化。这个是甲文"作"字（ ），寓义发生。"万物并作""始作俑者"，作有发生的意思。所以《素问·灵兰秘典论》载"肾者，作强之官"。肾示自然、生命、社会等空时动变之发生。

一切生命的发生都归属于肾，包括生命空时、生命神气、生命数序、生命化变、生命光微……直至细胞、器官、皮肤、骨骼等具体物质的发生都归属于肾，所以肾才是先天之本。在翻译西医时，借用了中文的肾与脏字形成了"肾脏"的西化概念，借用了中文的肝与脏字形成"肝脏"的西义概念，借用了中文的心和脏字形成了"心脏"的西义概念等等。而这些实体器官与中医的肝心脾肺肾大相径庭。如此曲解中华医道，中医面对占领统治地位的西医时，就会被改造得面目全非、体无完肤，我们身为中医都感到无地自容。

就气之五藏而言，中医把一切生命动变之发生与统摄方式归属于肾，把一切生命动变之谋虑与协调方式归属于肝，把一切生命动变之主导与驱动方式归属于心，把一切生命动变之演变与运化方式归属于脾，把一切生命动变之传递与转输方式归属于肺。所以说不懂得甲骨文，就不懂得《黄帝内经》说的是什么，不知道中医说的是什么！全面用西义概念解释、验证、改造中医，必然使中医走向被曲解、被异化、被畸变的不归之路。

概念是翻译外语时，借用中文所形成的。如我们现在说的哲学、科学、理论、体系、结构、功能、系统、主观、客观、唯心、唯物等等。什么叫畸话语汇呢？就是既绝异于中名，又不同于西义概念。如翻译外语时，借用了中文的科和学两个字形成科学概念。科学不是绝对正确的概念。科学是相对正确，绝对错误的意思。所以科学的发展模式是否定之否定，今天的科学否定昨天的科学，明天的科学否定今天的科学。科学在创新中革命，大道在传承中发展。是我们自己把科学畸变，成为绝对真理的代名词。西方科学不是这种概念，而是要不断地创新和革命。

除了科学与文化领域，包括现今中医的异畸概念以外，所谓的网络语言全部都是畸话语。为什么说这些人们都懂？因为天天听。为什么说中华医道反而不懂？因为没有机会天天听。

二、空本物末（神本形末）

第二个部分讲空本物末，生本体末，神本形末，机本象末。这是道统纲纪（指PPT），也就是我们的医道纲纪。道域本空，空时机形。时生气和，和数序类。机发化变，变态势象。形器基物，物光微体。大道包括医道的根本是空，因为自然和生命之本就是空。

道有天道、地道、人道。甲文天（𓀠）字，化通圜转。甲文地（𓀠）

字，合变聚显。有人说这个大（大）字是站着的一个人，如果大是站着一个人，为什么没有头？怎么有了头就变成天了呢？实际上大字是上化、通隐、通虚。大字与圜转之空动相合就是天。所以说天是上化、归隐、归虚、归空。地是合变、微聚（包括粒子、电子、光子、原子等等）、成形、显现。显现以后，才有了地。所以，上化归空就是天，下聚成形就是地。

天地不是人们认为的天空和土地，天地是通贯一切的，什么都是天地。动变境域，天动地变；虚实境域，天虚地实；隐显境域，天隐地显；合开境域，天合地开；入出境域，天入地出；升降境域，天升地降；圆方境域，天圆地方……所以天地是无处不在、无时不有的。

甲骨文人（人）字，回亘从本。如果认为这个字是侧立的人体，那么加这个符的字有多少呢？都能用侧立的人体来解释吗？如果说回亘符像人的话，大字才更像站立的人体，为什么不用做人字？所以，后世的所有字都是借用甲骨文的，而不是说当时的真专门给后世人刻出来日常用的字。比如说羊（羊）字、牛（牛）字都不是指动物体，是后人看这个字像羊，这个字像牛而借用的。就像所有人的名字都借用汉字，不是刻甲骨文的真专替后人创的字，而是后世的人们借用了上古的字。

商代以后都是借用甲骨文，而且越借越用末义。天地也是借用的，人字也是借用的。甲骨文人字，回亘从本。生命过程是回亘运动，重要的是向左一斜，示从本归本，从本归本才是人。物欲膨胀、竞争掠夺、破坏自然就不是人。人们把家字解释成房子里藏着一头猪，解释为家是私有制的产物，把中国古人说的很自私。如果这样说的话，为什么古代圣人都称之为家？甲文家（家）字，限显延从。内限，上显，下延，从本。家必须内限私欲，上显祖宗，下延子孙，从本从道，最后要认祖归宗，这才是家。

过去有的人不让入祖坟和家谱，那是他人生最大的耻辱。中华民族几千年以来所谓的封建社会，不论皇帝怎么换，家规是不变的。家有家规，族有族规，村有村规，县有县规，自古不变。打破了这些规矩就会发生混乱，所以不能想做什么就做什么，要限制欲望。一个很著名栏目有一超女唱歌说，地球是一块石头，我们一直踢到最后；未来，没有什么未来；快乐，我们只要快乐。如果不限制就不称之为人，不称之为家。所以中华民族几千年文化都与甲骨文有紧密关系，甲骨文左右示义：左本右末，左虚右实，左无右有……

天道、地道、人道就是大道。人道包括人天、人世、人生之道。自然本空，生命本空。生命空显现生命时、生命机、生命形。这里看起来好像是一个表（指图），实际上是一个网。《老子》说："天网恢恢，疏而不失。"这个网是无边无际的，看起来像是疏，恢疏是相反同在的。"而"字是大小同在，大化小聚，化聚和合，同在交融。甲文不（𣥂）字，聚化态反。一个下聚，一个上化，共示相反。相反并非否定。如把不字解释成否定，就全部把《老子》歪曲了。如《内经》的"神转不回"。如果把神解释成思维意识，转解释成转动，不解释成否定，那意识回不来了，不回来就死了。《周易·系辞》的"自强不息"也是一样。所以说天网无边无际，恢疏相反同在，最终都要归本。甲文失字，寓义隐归。回字息字，皆寓返归。

空道显现时道、机道、形道。时道显现生道、气道、和道。空动生时，空不动就没有时。时动就显现了生。气示运动方式，和示相互作用。和道显现数道、序道、类道。作用方式归于数，作用序列归于序，作用类别归于类。作用方式有二三五，阴阳三方五行。作用序列有二序列，如《周易》所述；三序列，如《太玄经》所述；还有五序列，如《五行大义》所述。《周易》讲二，扬雄《太玄经》讲三，邹衍《五行大义》讲五。二、四、八、十六、六十四属于二序列。三、六、九、二十七、八十一属于三序列。《黄帝内经》则是包容一、二、三、五……万的。

上述气乃各类运动方式，神、气、精示不同运动方式。机道显现的是化变。空时动变，始动终变，一切化变的根源就是机。甲文机

（**畿**）字上面两个玄字，有人用形象解释说是两个丝绸，其实玄示动变之根本。下面是枢机符，示中枢发动。这个枢机发动被人们认为是兵器（**戈**），是什么兵器？无法解释。机是一切化变之根本，万变发于一机，出于机，入于机。中医诊治之关键在于审察病机。机道显现发道、化道、变道。变道显现态道、势道、象道。所以中医治道在于把握病机，调动生机。

《黄帝内经》只用了一个"证"字，而那个"证"就是病证的意思。《伤寒论》说辨太阳病，就是辨病机。太阳就是病机。太阳开，阳明合，少阳枢。"脉证"是切脉问证，都是从属于辨病机的。从《黄帝内经》一直到清代，讲到辨证论治的只有两个人，一个是明代周之干的《慎斋遗书》提到辨证论治。一个是清代章虚谷的《医门棒喝》提到辨证施治。但他们说的是辨证求本，而不是以证为本。辨证"必求其本，始得其治也"。本即是病机。所以机是非常重要的。

简单看一看势道，势有局势、趋势和时势。局势包括虚实、寒热、燥湿。趋势包括内外表里、上下升降、开合聚散。时势包括卫气营血、温病三焦、伤寒六病。生命神气处不同局势，就显现虚实、寒热、燥湿。而表里不是部位，乃是动变之趋势。由内向外属于表，由内向下属于里。局反趋顺。治局势要反其势，治趋势要顺其势。所以审察病机时，一定要把握态势。

一分病机，一分本草。用药是越少越好。一个病机一味药。如八味丸合于八个病机。每一个药都对着一个病机。药贵专精，不能杂乱。药不在多，合机则良。方不在大，应机则宜。理法方药，阵马风樯。微弱态势调动枢机，微小神气引发突变。用低层次的话说，微弱能量就可以调动枢机，微小信息就可以引发突变。

叶天士说"在卫，汗之，可也"。不是说用发汗药就可以了，而是说在通宣肺气的时候，生命过程和谐以后自己出汗了，所以要限制在这一境域里，而不是指用发汗药发汗。现在医院里所有退热药都是发汗药，所有抗生素都是凉药。对于伤寒和温病，出现这种误治的情况非常多。有一个老太太感冒发热，住院一个月花了20万，大量使用抗生素和发汗药，把正常菌杀灭了，把耐药菌全部调动起来了，持续发热不退，濒临呼吸衰竭。后来一个领导介绍到这里来，我们开了一副通宣肺气，清利三焦的方。用治寒凉束肺，热郁三焦，肺气不宣，高热不退。服药后，第二天体温就正常了。这样的病人太多了，多次到西医院会诊用药无效，但用中药都可治愈。

有的医生问哪个药是杀菌的，其实我们没有一个药是杀菌的。中医根本不是杀病毒、杀细菌、杀肿瘤，还有降脂、降糖、降压等等，这完全是西医思路。所以说要把握病机，调动生机。如果审察病机准确的话，用很少的药就可以了。

形道显现器道、基道、物道。器也不是实体，器官是翻译外语时，借用中文器官两字形成的西义概念。器有四大局空，器者有容乃大。容是什么？容就是空。器之局空乃四大变空。《黄帝内经》说，升降出入无器不有。空升、空降、空出、空入。出入废则神机化灭，升降息则气立孤危。生命有八大动空、八大变空。《黄帝内经》谓"八动之变"，后来把"八动之变"解释成东南西北风的变化。其实八动之变乃八大动空与八大变空。器之升降出入就是其中四大变空。器乃生命局域空变，根本不是什么物体。

《周易》载"形而上者谓之道，形而下者谓之器"。器示生命四大变空，基示生命化变始终。如《黄帝内经》之谓"太虚寥廓，肇基化元，万物资始，五运终天，布气真灵，总统坤元"。基包括现在所说的生命程序。物才是生命物质。生命物质在生命器基之下。物道显现光道、微道、体道。光包括生命光、生命波、生命场。微包括生命粒子，体包括今所谓人体。体之下还有整体、系统和部件，部件之下才有生物分子、组织细胞与实体器官。

医学的研究对象在人体部件层次（生物分子、组织细胞、实体器官）生物大分子水平以下。而此上全部境域是中华医道之求索境域。求索乃求本索源。正如屈原所说："路漫漫而修远兮，吾将上下而求索。"此乃上天入地之求索，而不是舍本逐末的研究。

简单地把医道纲纪给大家复习一下，说明自然社会和生命都遵循道统纲纪，中医所求索的境域就是道统纲纪。例如，刚才所说的五藏是五行序列之显示，所以五藏是通贯诸道的。有空藏、时藏、神藏、气藏、精藏、数藏、序藏、类藏、机藏、化藏、变藏、态藏、势藏、象藏、形藏、器藏、基藏、物藏、光藏、微藏、体藏……到了实体器官的时候，才是西医所说的"脏"。

又如本草，草之本也。草之本乃空时神气，而不是物体结构。把本草当作中药，把中药当作药物，把药物当作物体，把物体当作结构，把结构当作化学，把化学当作无机化学……在高压、灭菌等一切严格的条件下提取的"有效化学成分"是无机化学层次的。本草的化学层次是作用于人的生命化学层次。而本草之微作用于人的生命之微，本草之光作用于人的生命之光……本草之化作用于人的生命之化，本草之变作用于人的生命之变，本草之数作用于人的生命之数，本草之序作用于人的生命之序……本草之空作用于人的生命之空，本草之时作用于人的生命之时。高压灭菌提取的化学成分使本草之光微体、器基物、态势象、发化变、数序类、神气精、时机形……尽皆荡然无存！有人说生命之本是蛋白质，那么你用一个蛋白质能制造一个生命吗？为什么一个种子就能长出同类的植物？为什么一个细胞就能产生生命？就是因为他们保存了全部的生命空时、生命神气、生命数序、生命枢机、生命化变……

三、中本医和（生本病标）

中本医和。甲文中（φ）字，寓义根本。甲文医（）字，寓义调和。中医调和自然、社会、生命之本。从而使自然、社会与生命过程达到化变通空。

医和自道，医和社道，医和生。中医乃调和自然之道，中医乃调和社会之道，中医乃调和生命之道。医生命道，医空时道，医神气道，医动变道。中医乃生命之道，而不是人体之学。中医乃空时之道，而不是结构之学。中医乃神气之道，而不是功能之学。中医乃动变之道，而不是指标之学。中医乃生命空时神气动变之道，而不是人体结构功能指标之学！中西关系：中本西末，中主西从。中医天地，西医物体。中西之别，天物之别。如果全盘异畸，则是天壤之别。

生本病标。生命乃本，疾病为标。医和生道，非斗病学。中医乃调和生命空时神气动变之大道，而不仅是与疾病做斗争的科学。现在的"医学"是借用中文医学两个字形成的西义概念，医的本义寓义根本就不仅是和疾病做斗争。

中医通过调和人的生命过程，使之达到和谐、协调、守序的目的，疾病是生命自己治愈的。医道之目标是促进人的生命过程之全面自主实现、全面自由发展与全面自行和谐，而不是干扰、取代与破坏医学所能了解的部分人体结构与部分功能指标。每个人都有自稳、自调、自限、自生、自化、自和的自在。医生的责任就在于调动这一自在。

中医诊道有神诊、气诊、形诊。中医治道有神治、气治、形治。形治又有治神、治气、治形之别。治神、治气、治形又有调治、刺治、药治之别。药治为治道之末。药治三境：观病求本，从本归法，得神归虚，得虚归空；审病求机，随机化法，和精化气，和气化神；辨病求因，依因变法，合形变数，合数变精。

中本华用，文始化归。人本类别，文隐明显。甲文中字，寓义根本；甲文华字，寓义至用。中华民族是求本至用的民族。文字寓始，化字寓归。甲文文（☆）字，相与合变。相互作用是一切发生、变化的起始，相与即相互作用，上化下聚是合变，所以文字寓始，一切动变之始。甲文化（仆）字，亘从回返。示动变回归返归。所以文化是从发生、发展到回归之全过程。中华文化是中华民族从发生、发展到回归自在之全过程。人本类别，人之本同而末别成类。文隐明显，文化之彰显就是文明。中华文明是中华文化之彰显，中华文化之本即大道之本。《黄帝内经》谓："知其要者，一言而终；不知其要，流散无穷。"一言即一字，一字即"神"，神之本即空。

我们只有重现真文，重现中名，重现老子，才能重现《黄帝内经》，重现中华医道，重现中华文明。回归医道，回归本原，回归大道，回归自在。通过中华医道的回归，才能够拯救道德，拯救纲常，拯救心灵，拯救环境，拯救生态，拯救资源，拯救文明，拯救人类，拯救地球。

当今世界在西方科学主义和利益主义的统治下，人类追求物质的欲望不断膨胀，人类征服自然的野心不可遏制，从而导致环境污染，生态破坏，能源耗竭，气候反常，大灾频发，病毒变异，药品危害，疾病难治，人类面临严峻的生存与健康危机。当此之时，全世界的有识之士都把目光转向中国，转向中华文化，转向中医。我们作为中华民族的传人，作为中华民族的子孙，我们不能斩断自己身前身后的根。

甲骨真文启素灵，伤寒温热共传承。张刘李朱兴金元，叶吴薛王继明清。空时动变显天地，神气圜转隐反正。千秋道统凭谁御？万事德宗待后生！拯救中华医道，拯救中华文化，拯救人类文明的重任，只能寄托在你们身上。民族在期盼，人类在期盼，未来在期盼。

中华医道，中华民族之大智慧，中华文化之大运作；人类历史之百代辉煌，人类文明之千古绝响。中医梦，人类未来之先行回归。中国梦，人类命运之根本希望。

习主席说中医是打开中华文明宝库的钥匙，中医是中华文化复兴的先行。如果中医仅仅是一种医学，仅仅是一种治疗手段，仅仅是为了康复服务，仅仅是一种古代哲学，仅仅是医疗卫生的一个组成部分……那么这样的医学能够成为打开中华文明宝库的钥匙，能够成为国家发展战略，能够成为中华文化复兴的先行吗？

如果中医还需要现代化，还需要科学化，中医还需要定量化，还需用实验研究和动物模型寻找客观指标……那么这样的中医能够成为打开中华文明宝库的钥匙，能够成为国家发展战略，能够成为中华文化复兴的先行吗？

如果中医仅仅是朴素的哲学，如果脏腑只是组织器官，肝藏血是肝脏有储藏血量的功能，脾统血是脾脏有统摄血液在血管里流动的功能，血是血管中流动的红色液体，营气是血管中流动的营养物质，中医的特色仅仅是整体观、辨证论治……那么这样的理论能够成为打开中华文明宝库的钥匙，能够成为国家发展战略，能够成为中华文化复兴的先行吗？

通过今天给大家简单的叙述，难道中华医道不是打开中华文明宝库的钥匙吗？甲骨文符示不是打开中华文明宝库的钥匙吗？中华医道不是中华文化复兴的先行吗？甲骨文符示不是中华文化复兴的先行吗？中华民族之伟大复兴，必先复兴中华文化；而中华文化之复兴，必先复兴中华医道！只有中华医道之复兴，才能为拯救文明、拯救人类、拯救地球、迎接未来，做出我们应有的贡献。

当我们走向未来的时候，指导我们前进的不是肆意歪曲列祖列宗延续的道德、文化、精神传承，更不是无限崇拜列国列强策划的意识物欲商战倾销，而是我们中华民族的真正觉醒！

让我们担负伟大之时代责任，承载神圣之历史使命，实现民族之壮志与宏图，完成中华之复兴与回归！

主讲人简介

傅景华，中国中医科学院编审、研究员。中国中医科学院首届毕业生，师从岳美中、方药中、耿鉴庭等名老中医。曾任中国中医研究院图书情报中心副主任、中医信息研究所副所长、专家委员会副主任、中医

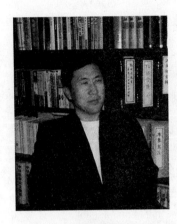

傅景华

古籍出版社副社长、总编辑等。

主要研究方向：中华文化、中华医道与中华养生，甲骨文、《老子》《周易》，中医古籍，以及东西方道科交会、现代科学革命与未来文明等。曾主持编辑、出版中医古籍等1200余种，其成果获国家和有关部门多项奖励。撰著、主编中医著作《中医临床大全》《黄帝内经素问译注》《中医新世纪大论战——捍卫中医》等100余部。发表中医和中华文化论文"中华医道与中华文化""中华医道与中华本草""中华医道的原理及其应用""中医治愈癌证的战略与战术"等200余篇。迄今行医已近五十年。具有深厚的理论造诣与丰富的临证经验。

第五讲

现代临床经方实践

史载祥

　　谢谢都院长的介绍，也感谢母校对我的热情邀请。谈不上杰出，但是作为我们这一代老的学生，我一直在临床上没有离开，做一些实际工作。

　　今天我想和大家一起学习一下现代临床经方实践。既然说是现代临床，首先说一下现代临床的特点和趋势。从几个方面大概简单介绍一下：

一、现代医学的临床特点

　　1. 临床医学疾病谱改变，关注热点转向慢性疾病　这个大家都非常清楚，现在全球瞩目的热点已经转向慢性非传染性疾病。咱们国家也面临着慢性非传染性疾病的挑战，我们国家死因调查显示，前四位的是脑血管病、恶性肿瘤、呼吸系统疾病和心脏病。从1973年，将近40年的左右从最初发病率53%左右，到现在上升至85%，每年有将近370万人死亡。

2. 临床医学发展目标，向健康促进转变　世界卫生组织在20世纪末提出来从疾病医学向健康医学转变，从重治疗向重预防转变。慢性非传染性疾病在全球蔓延已经成为世界卫生组织千年发展目标的最主要障碍，提出了对NCD（非传染性慢性病）的预防战略。人类现在对生命质量的期望已经逐渐增高。

3. 现代临床遇到了诸多的难题　比如说化学合成药不良反应逐步显现，细菌耐药性快速提升，超级细菌及变异病毒的出现。又比如十年前的非典、去年的埃博拉，老的问题没有完全解决，新的问题又出现了。所以说现代医学面对新的问题缺少一个特效的实质性的对策，现已逐步转向了与传统医学包括中医学整合或结合的策略。近年来提到了系统生物学和精准医学，事实上我们理解这与中医整体观念、辨证论治的精神是高度契合的。

4. 提高临床疗效及医疗安全保障是中医立足之本　世界卫生组织提出"世界要以开放的头脑来接受传统医学，传统医药要被广泛的接受，依赖于疗效的肯定"。这个作为全世界的问题，世界卫生组织形成了共识。目前医患关系紧张，患者自我保护意识增强，就医环境有待改善。防范医疗事故首先要对患者负责，再一个要保护我们自己。核心的问题，从我们临床上来讲，我的体会就是你把责任心加强，把疗效提高。所以，我到目前为止，自从医以来在临床上滚打近半个世纪，在危急重症疑难杂症上做了一些工作，但是没有出过医疗事故及重大差错。在救死扶伤、帮助病患的同时，科室及自身尚能平安。

二、选择经方的理由

1. 疗效可靠　大家都知道张仲景原属南阳大族，拥有二百多人口，建安元年不到十年时间死去三分之二。《伤寒论》中仲景提到这个的时候，"感往昔之沦桑，伤横夭之莫救"进而奋发实践"勤求古训，博采众方"著书立说。《伤寒论》中的方药历经千余年至今仍临床疗效显著。所以说，《伤寒论》《金匮要略》是以生命为代价的真知灼见与历史积淀。时隔1800多年以后现在我们还运用这些方子，这不是凭空而来的。

我的老师朱良春朱老曾说："中医生命在学术，学术之根源在临床。临床疗效是中医安身立命之本。"《经方实践录》自序提及应用经方"莫不随时取效，其应如响"。选择经方是我们临床的需求，我认为也是重振中医的利器。经方能够像现在这样广泛流传到现在，说明肯定是有一些普世性的真理的，这一点请大家关注。

2. 创新源泉　经方上溯岐黄，下逮百世，素有"方书之祖"称谓。所创六经辨证、病脉证治，是整体观与辨证观的典范，形成独具特色的理论体系。后世临床大家各有新悟，无不承研经方而精成。

3. 降魔真经　一千八百多年前，张仲景已经告诫："怪当今居世之士，曾不留神医药，精究方术，上以疗君亲之疾，下以救贫贱之厄，中以保身长全，以养其生。但竞逐荣势，企踵权豪，孜孜汲汲，惟名利是务，崇饰其末，忽弃其本，华其外而悴其内。皮之不存，毛将安附焉？"这是对某些乱象丛生和学术浮躁的精准画像。

另外，又提到了给患者看病的时候，"按寸不及尺，握手不及足，人迎、趺阳，三部不参，动数发息，不满五十，短期未知决诊，九候曾无仿佛，明堂阙庭，尽不见察，所谓窥管而已。夫欲视死别生，实为难矣！"学术淡化，不求甚解，甚至有些地方过分的商业化、产业化，商学不分，无异杀鸡取卵，目光短浅。

全国六百万医务人员中，中医人数仅相当于十分之一的比例，况且中医学习西医多是主动的，而西医学习中医多是被动的，所以中医萎缩的程度可见一斑。再加上现在有一些医药厂家瞄准的是西医，所以临床上西医用中药，尤其是中成药比中医要狠得多。当然也有大家所共知的原因，由于缺少最基本的中医素养和辨证思维，用了以后效果并不好。除了浪费、延误患者，还说中医没有用，这个就麻烦了。

4. 资源告急 在我们现行体制下造成的某种过度医疗和大复方的思维定式与经方方证对应，严谨逻辑辩证，药简效卓的特点相去甚远。另外，竭泽而渔，掠夺式的中药采耗，导致中药资源的浪费。稀有物种濒临灭绝，令人堪忧。

三、经方应用举隅

我以上讲的是作为现代医学发展的特征和实际情况，选择经方的理由。下面介绍的是作为我长期工作在现代化大型综合医院临床一线，真刀真枪面对某些西医无法治疗甚至死亡率极高，但应用经方治疗收到良好疗效的危、急、重、疑、难病的案例，跟大家做一个交流。

1. 通脉四逆汤案例 患者女性，60岁，1987年2月15日初诊：患者5天前睡眠中从床上摔到地上，并出现左侧肢体偏瘫，语言不清，当地医院诊断为脑栓塞，转来我院。症见右腹部持续性疼痛，牵引及右腰部疼痛，阵发性加剧，同时伴见发热、呕吐、脓血样便、四肢逆冷。虽反复应用罂粟碱、强痛定等注射，疼痛仍不缓解。5年前诊为风湿性心脏病，心房颤动。

查体：T 38.6℃，P 100次/分，BP 94/60mmHg，高枕卧位，二尖瓣面容，唇甲紫绀，左侧鼻唇沟变浅，心界向两侧扩大，心率115次/分，心律绝对不齐，心前区可闻及舒张期隆隆样杂音。腹软，右腹压痛明显，反跳痛（-），肠鸣音减弱，双下肢不肿，左上下肢肌力Ⅱ级，腱反射低下，左下肢Babinski征、chaddock征（+），伸舌右偏，苔白腻质紫，脉沉细涩。

血常规：WBC $11.5×10^9$/L，N 89%，L 11%。尿常规：尿蛋白（+），

WBC 0～2／HP。便常规：脓血便，潜血（＋＋＋＋）。心电图：房颤。超声心动图：符合风湿性心脏病，二尖瓣狭窄（重度），左房重度扩大，内见"云雾"状回声，为血液滞留现象，左室扩大，右室稍大，肺动脉高压。腹部B超：肝、胆、肾未见异常。头颅CT：右侧基底节及外束区急性脑梗塞（低密度区约3cm×4cm，轻度水肿，右侧脑室受压移位）。

西医诊断：①肠系膜动脉栓塞。②脑栓塞。③风湿性心脏病、二尖瓣狭窄、心脏扩大、心功能Ⅲ级。心房颤动。

中医诊断：腹痛（真寒直中少阴，肠脉痹阻）。

治则：温里逐寒，活血通脉。方药：通脉四逆汤加味，附子15g，干姜15g，甘草10g，胆星10g，细辛5g，当归30g。水煎服。同时配合静点大蒜素60mg加入10%萄葡糖500mL，每日1次。

服中药后2小时腹部疼痛缓解，恶心、呕吐渐止。服药2剂后腰痛消失，体温退至正常，肢冷发绀改善，呕止，可以进食，苔腻稍退，舌紫，脉沉细涩，但较前有力，仍参伍不调。效不更方，前方共进6剂。大便潜血（－）。后以益气温阳，化痰消瘀善后。两周后言语清楚，步行出院。

肠系膜动脉栓塞起病急骤，预后险恶，死亡率高，至今仍达80%～90%。临床以暴发性肠绞痛、发热、呕吐、虚脱、便血为主要表现。当时值班大夫是黄力主任，镇痛剂无法止痛，夜里中药房没有人值班，就设法请总值班协助打开中药房，自己配药、煎药，去床头亲自给患者服下。

《伤寒论》第317条提出："少阴病，下利清谷，里寒外热，手足厥逆，脉微欲绝，身反不恶寒，其人面色赤，或腹痛，或干呕，或利止脉不出者，通脉四逆汤主之。"第315条："少阴病，下利脉微者，予白通汤，利不止，厥逆无脉，干呕烦者，白通加猪胆汁汤主之。"

本案病机的重心是寒、瘀，治疗取温阳逐寒祛瘀，通脉开痹，虽患者发热，面色赤，血象增高，是阴盛格阳于外，仍以姜、附、细辛等，是"热因热用""逆者从之"之反治法。加胆星，取咸寒苦降，引阳药入阴，使不至于被阴寒所格，更好发挥回阳救逆作用。我的临床经验是假如偏寒、瘀血，用中医温阳祛瘀的办法解决，对某些痛证确有卓效。

2. 大柴胡汤案例

（1）患者女性，77岁。因视力下降4年，鼻塞2年，头痛、右侧眼睑疼痛1年，于2004年4月14日住我院神经外科。是我们神经外科主任做的手术，很成功。脊索瘤全部切除，但是在第5天出现发热，体温均在38.5℃以上，多数为39℃。这个患者我印象比较深，西药治疗曾多次更换抗生素，如头孢曲松钠（罗氏芬），氟康唑（大扶康）等效果不佳。

5月8日血常规：WBC $4.58×10^9/L$，N 77.1%，L 15.3%。HCT 26.8%，HB 94g/L；痰培养：耐甲氧西林金黄色葡萄球菌（MRSA），对万古霉素敏感。

5月21日咽拭子培养：耐甲氧西林金黄色葡萄球菌（MRSA）。

5月25日始用稳可信（万古霉素）0.5g，Q8h，至6月2日停用。患者体温仍不退。

5月26日耳鼻喉科会诊时发现左侧鼻孔创面少许脓液，始行鼻腔冲洗3～4次/日。

5月30日鼻腔分泌物培养：耐甲氧西林金黄色葡萄球菌（MRSA）。

6月2日请中医会诊，诊见：发热已月余，万古霉素已用9天，体温仍在38.5℃以上，多数达39℃，汗出，伴恶寒，头晕，上腹不适，便下不畅，苔黄腻，脉弦。

中医诊断：发热（少阳阳明热盛）。

治则：和解少阳，通腑泄热。方药：大柴胡汤加减。柴胡15g，黄芩15g，枳实12g，半夏10g，白芍12g，大枣10g，生姜10g，生大黄6g，黄连6g，全瓜蒌15g。水煎服。

药后第三天以后体温降到37℃以下，症状明显改善，一直维持在正常范围。请大家注意，MRSA感染是脑外科最头疼的问题之一，万古霉素是最后一道防线。大约十年前，日本脑外科汉方学术大会邀请我去做有关"血瘀证研究"的特别讲演。我注意到他们那里研究的热点是MRSA，治疗多用补中益气颗粒剂，效果不理想，回来以后我也特别关注，现把这个案例介绍给大家。这个是70多岁老太太，手术进展很顺利，术后MRSA感染，命悬一线。五六年以后，她女儿还来特别道谢，说如果不是我她母亲必死无疑。

《伤寒论》第103条：太阳病，过经十余日，反二三下之。后四五日，柴胡证仍在者，先与小柴胡。呕不止，心下急，郁郁微烦者，为未解也，与大柴胡汤下之则愈。

大柴胡汤有解热、泄实、除烦、止呕的作用。临床上只要是少阳病兼邪热入里，或热结肠胃的病机，以本方加减治疗均可收效。

柴胡辛寒气轻，入少阳经，疏解气机，升举阳气，达表散邪；大黄苦寒味重入阳明经，通腑泄热，活血解毒，逐下驱邪。二者一表一里，一上一下，合少阳阳明之病而治，恰中其的。

因此，表里不和、升降失序是使用大柴胡汤的主要指征。兼有上腹不适，苔黄腻等湿热中阻之象，加全瓜蒌取小陷胸汤意以清热化湿宽胸。

（2）黄某，女，51岁。2010年9月16日初诊：主因阵发性右上腹痛3天入院。患者9月11日在进食鸡汤后出现右上腹阵发性绞痛，向背部放射，剧烈难忍，大汗淋漓，自服止痛药效果不佳。9月13日进食牛奶后再次出现右上腹阵发性绞痛，伴发热，T 38.2℃，无恶心呕吐，遂到我院就诊。查腹部B超提示：胆囊增大，胆总管扩张（0.97cm）；腹部CT提示：胆总管下端高密度影，考虑结石可能，继发胆总管轻度扩张。收入院治疗。查体见巩膜及皮肤轻度黄染，右上腹压痛，无反跳痛及肌紧张，Murphy氏征阴性。

入院诊断：胆总管结石伴急性胆囊炎。

治疗予禁食、对症止痛、抗生素、补液支持治疗等。准备行ERCP＋EST取石治疗。查ERCP示：胆总管内未见结石影，考虑可能未显影。暂停ERCP治疗。后再次复查腹部CT显示：胆总管结石约0.89cm，胆总管轻度扩张。

9月16日请我会诊，尝试中药排石方法。一周后如果结石仍无法排出，再行腹部CT及ERCP＋EST取石治疗。

刻下症见：右上腹痛阵发，连及后背，夜间加重，轻度黄疸，黄色明亮，无发热，大便干燥如粪球，已禁食，静脉营养支持。舌质紫暗，舌下络脉增粗，苔白厚腻，脉弦滑。

辨证：肝胆湿热内蕴。

治则：清利湿热。

方药：大柴胡汤加味。生川军15g，半夏10g，枳实30g，芒硝6g（分冲），柴胡15g，黄芩15g，厚朴15g，炙甘草10g，内金15g，炮甲片15g，槟榔10g，茵陈15g，金钱草120g，4剂。水煎服。

9月20日二诊：患者诉次日开始服用中药汤剂，但是芒硝未按医嘱冲服，而是与它药同煎。右上腹阵发性胀痛减轻，后背部仍胀痛，无发热，黄疸减轻，大便次数无增加。处方如下：上方芒硝加至8g（分冲），加生黄芪20g，三棱15g，莪术20g，王不留行15g，大黄面3g（分冲，3剂。水煎服。

9月26日三诊：患者按医嘱服用上方三剂，服中药后仅有一天大便三次，其余时间大便软，日一行。右上腹已无疼痛，仅后背部不适感，已可进半流食，无发热，黄疸消退。复查CT：胆总管结石消失。肝功能恢复正常。痊愈出院。

本例患者诊断明确，为胆总管结石伴急性胆囊炎。临床表现有右上腹痛，黄疸，发热，肝酶升高等。中医辨证为，肝胆湿热，腑气不通，属少阳阳明合病。"按之心下满痛"是大柴胡汤的主要指征，《金匮要略·腹满寒疝宿食病脉证治第十》提出："按之心下满痛者，此为实也，宜大柴胡汤治疗当清热利湿、疏肝利胆、通腑泄热。"

方中柴胡、黄芩疏利肝胆，和解清热；大黄、芒硝通腑泄热，使湿热之邪从大便而去；半夏燥湿化痰；内金、炮甲片活血通络，软坚排石；槟榔下气通腑；甘草调药和中。重用金钱草，配茵陈清利肝胆湿热，退黄疸；诸药合用，使湿热从二便得去，肝胆枢机得复，砂石得以排出，则诸症可愈。

3. 泻心汤验案　患者女性，61岁。1990年8月13日因发热、恶寒、喘憋三天入院，喘憋、恶寒、发热（38.9℃）、恶心、纳呆、周身疼痛，有慢支20多年病史，既往诊为肺气肿，肺心病。查体：BP 110 / 80mmHg，R 21次 / 分，HR 84次 / 分，桶状胸，两肺呼吸音粗，散在干湿性啰音，WBC 17×10^9 / L，N% 89%。

入院后经一般抗炎、解痉、中药宣肺清化治疗，病情未见缓解。8月16日出现突然反复呕血，便血约400mL，嗜睡（昏迷）呼之不应，对光反射消失，瞳孔散大（直径0.6～0.8cm），四肢紫绀冰冷，出现肢体散在瘀斑，血压0 / 0mmHg，R 30次 / 分，患者球结膜水肿，无尿，查WBC 33×10^9 / L，N% 90%，BUN 51.1 Cr 1.38mg / dL，GPT 169，ECG提示Ⅲ°-AVB，无脉，患者呼吸循环衰竭，肺性脑病，应激性溃疡出血，肝肾功能损害。

西医诊断：多脏器功能衰竭。

治疗予扩容，应用血管活性药，抗感染用先锋B、氧哌嗪青霉素，同时急予中药在留置的鼻饲管给药：①生大黄3g，三七3g，研细末调成稀糊状，用注射器推入；②支持疗法（包括生脉注射液100mL静脉注射）。经中西医结合抢救，血压逐步回升，四肢转温，神清，呕、便血止，调治月余恢复，步行出院，经追访多年，一般情况优于往年。

多脏器功能障碍综合征（MODS）是指机体同时或相继发生在两个或两个以上器官或系统功能障碍或衰竭，不能维持自身的生理功能，从而影响全身内环境稳定的临床综合征。有一部分患者会在24小时左右的时间范围内同时或相继发生两个以上的脏器突然衰竭，一旦发生，预后极差，死亡率极高。

该案患者高龄，肺心病合并肺部感染，并发感染性休克症状，并且多个脏器功能都已衰竭，随时危及生命。一般两个以上脏器功能衰竭的病员死亡率为60%以上，四个以上脏器功能衰竭的病员死亡率几乎为100%。

该患者四个脏器衰竭，肝肾功能损害，单纯西医治疗死亡率几近100%，单纯中医治疗尚未见文献报道，该患者采取中西医结合治疗，抢救时保持鼻饲管，以生大黄为主，配合三七，先控制呕血、便血为治疗打下基础，生大黄取之经方泻心汤（紧急状态下黄连、黄芩可暂减）。

《金匮要略·惊悸吐衄下血胸满瘀血病脉证治第十六》："心气不足，吐血、衄血，泻心汤主之。"关于本条"心气不足"有不同认识，有学者认为这里指心阴不足，笔者认为并不能完全解释本条，乃以壮火食气或气食少火，导致心气不足所致，临床屡见急性左心衰，吐血、衄血，实质是心气不足所致。

20世纪六七十年代上海焦东海教授以单纯大黄治疗上消化道出血临床已有大样本多次验证。在十分凶险的情况下，中医还是有用武之地。比如说已经垂危的病人，要注意。

4. 桃核承气汤验案　患者男性，53岁。患者因"排便习惯改变4月余"以"直肠癌"入院，半月前行直肠癌根治术，术后出现腹胀、腹痛、发热、便血，肠镜示：吻合口微瘘。4天前行腹腔镜探查，腹腔冲洗引流，回肠临时造口术，胃肠减压每日抽出胃液约3500mL。应用头孢哌酮钠、舒巴坦钠等广谱抗生素，但患者仍发热（最高39℃），腹胀腹痛，胃脘胀，心率110～130次／分。

血常规：WBC 9.53×10^9／L，N% 79.5%，RBC 3.91×10^{12}／L，PLT

$496 \times 10^9 / L$。

腹部CT：小肠梗阻，肠腔胀气，双侧胸腔少量积液。

2011年10月24日会诊，见发热，下午及晚上明显，>39℃，伴腹胀如鼓，腹痛，烦躁，汗出，彻夜难眠，舌暗，苔黄褐质裂，脉细数，辨证为下焦蓄血。

方药：桃核承气汤、大承气汤加减，桃仁10g，生大黄15g，枳实15g，生黄芪30g，三棱10g，莪术15g，厚朴15g，木香10g，芒硝6g（冲服）3剂，水煎服。

2011年10月27日二诊：服药2小时后患者自觉腹胀减轻，腹部变软，体温下降，当晚仅低热，体温37.5℃，心率90次/分。服完3剂后，未再发热，腹胀、腹痛基本消失，造瘘口流出较多粪便，仍汗多，舌暗，苔黄腻，脉滑数。上方去大黄、芒硝、桃仁，加藿香15g，佩兰15g，陈皮15g，半夏15g，炒白术15g，水煎服，4剂。后患者体温正常，伤口愈合出院。

患者为直肠癌根治术后出现吻合口微瘘，腹腔血肿，"离经之血即为瘀血"，瘀血搏结于下焦，腑气不通，故出现腹胀、腹痛。瘀热内结，故发热夜甚。

热与血结谓之蓄血，《伤寒论》106条下："外解已，但少腹急结者，乃可攻之，宜桃核承气汤。"《金匮要略》："腹满不减，减不足言，当须下之。"桃核承气汤为调胃承气加桂枝、桃仁组成，对应本案显然药轻病重，取其意参大承气意，去桂枝加木香行气导滞，三棱、莪术破血散结，反复手术，正气耗损，加黄芪扶正托脓。

5. 理中汤验案　患者男性，79岁。患者30年前开始反复发作喘憋，后确诊为工伤矽肺，1周前症状加重，喘憋明显，咳嗽痰少，伴四肢高度水肿，尿少，于2005年11月29日收入院。既往史：1954年因胃穿孔行胃大部切除，术后长期贫血；6年前摔伤后髋骨骨折。查体：精神差，贫血貌，双肺呼吸音低，双下肺少量湿啰音，心率88次/分，律齐，移动性浊音（+），四肢重度水肿。

血常规：WBC 4.08×10^9/L，N% 72.3%，RBC 2.64×10^{12}/L，HGB 37g/L；肝功能：总蛋白4.6mg/dL，白蛋白2.8mg/dL。

胸片示：①慢性支气管炎，肺气肿并感染，不除外肺心病可能；②左侧包裹性胸腔积液，腹部B超示：腹水。

入院诊断：①矽肺合并感染、肺心病？②四肢水肿原因待查：心衰、低蛋白血症？③胃大部切除术后。

治疗经过：入院后予抗感染（利复星、头孢呋辛钠静滴），利尿，并补充白蛋白（每日10g），输红细胞悬液两次，计800mL。中药温肾健脾，利水消肿，方以真武汤和防己黄芪汤加味。查血清铁明显偏低，予速力菲200mg，Tid，口服。经以上治疗患者四肢浮肿，喘憋减轻，贫血有所纠正。

患者于12月15日食牛肉后出现大便次数增多，呈棕褐色糊状，查大便常规：OB（+），RBC：7～8个/HP，WBC：5～20个/HP；血常规：WBC：5.94×10^9/L，N%：79%，便涂片：可见G$^-$杆菌、G$^+$球菌，少G$^+$杆菌。多次大便常规：OB（+），可见红白细胞，以白细胞为主，黄糊状。无发热，无腹痛，无恶心呕吐，略感小腹下坠。

诊断考虑：急性肠炎。用利复星并配合中药白头翁汤加减，经用7日症状无好转后停用，改用庆大霉素口服，并加用黄连素、思密达、培菲康。中药健脾化湿止泻，方以参苓白术散加味。

患者仍腹泻，每日近10次，每次量少，小腹下坠感，黄色黏液糊便。12月28日急请消化科行肠镜检查，诊断为：伪膜性肠炎。诊断明确后，消化科建议：停用一切抗生素，禁食，静脉点滴甲硝唑500mg，Bid，口服去甲万古霉素400mg，Tid。同时加强静脉营养，给予脂肪乳、氨基酸、血浆等，继续口服思密达、培菲康。经如上治疗两天后，患者腹泻无减轻，日仍10余次，量少，黄稀黏液便。多次查大便常规仍有白细胞。

12月31日请求会诊。诊见：禁食已三天，极度消瘦，营养差，腹泻日十余次，以黄色软便为主，量不多。失眠，舌紫暗苔白厚腻，脉大中空，左寸右尺均弱。

嘱患者停禁食，可予米汤，豆浆，蔬菜汁，逐渐加蛋羹、鱼汤等，依次可食稀粥、烂面条等软食以养胃气。

中药予附子理中汤加减：附子10g，炒白术8g，甘草10g，炮姜10g，茯苓15g，薏苡仁30g，焦四仙各15g，仙鹤草30g，桔梗6g，木香10g，川连8g，3剂。水煎服。同时用三七粉3g，鸦胆子20粒（破硬壳，留软皮）入胶囊，分2～3次吞服。

1月4日查病人，大便每日3次，停鸦胆子吞服，继用上方汤药3剂。1月7日，大便每日1次，黄软便，可进半流食。1月9日好转出院。

伪膜性肠炎是发生于结肠的急性黏膜坏死性炎症，因肠黏膜表面覆有伪膜而得名。此病多见于长期使用广谱抗生素治疗以后，正常菌群中对抗生素敏感的细菌被抑制或杀灭，而属于耐药菌群的难辨梭状芽胞杆菌失去其他菌的制约和拮抗，迅速大量繁殖，导致菌群紊乱，产生大量毒素，引起肠道及全身的中毒反应。

本病多发于老人、体弱多病者，有大量抗生素用药史（2周以上），常突然起病，腹泻呈黄绿色，米汤样或海蓝色稀水便，内含蛋花样或长条黏膜样物，重者可排血水样便或呈肠管状的伪膜。结肠镜下如见肠管内覆有灰白色伪膜即可确诊。难辨梭状芽胞杆菌在便培养中常呈阴性（与取材及培养方法不当有关）。大量腹泻、高热引起脱水、毒血症、休克、电解质紊乱等，直接死亡率达1%～2%。

抗生素性味偏苦寒，过用则损及阴阳平衡。本病辨证应属多虚多寒，治疗以温补为大法。其中因耐药菌的大量繁殖及毒素的产生，亦有邪实毒热存在，往往虚实夹杂。

《伤寒论·辨霍乱病脉证并治》386条：霍乱，头痛，发热，身疼痛，热多欲饮水者，五苓散主之；寒多不用水者，理中丸主之。

方中干姜温中祛寒，白术健脾燥湿，人参补气益脾，甘草和中补土，合用成为温补脾胃，治疗中焦虚寒的要方。

附子理中汤（丸）始见于《阎氏小儿方论》。理中汤加附子一味，治脾胃虚寒，阳虚寒甚，更为贴切。加川连取连理汤意。连理汤始见于《证因脉治》，理中汤加黄连，用在脾胃虚寒兼有湿热未尽者。

本例为长期矽肺并肺部感染，严重低蛋白血症，缺铁性贫血的高龄患者，又经长期使用广谱抗生素后引发伪膜性肠炎。规范西药治疗已使用三天，腹泻依旧。综合病史及四诊所见，本案辨证以中阳不足为本，兼有毒热内蕴。治疗依古人所谓"得谷者昌"，先行恢复患者饮食，再予附子理中汤温中健脾，以扶助正气。仙鹤草、桔梗取朱老仙桔汤意也，以仙鹤草（脱力草），代党参，强壮健脾，止血排脓，治泻痢多有捷效。

6. 桂枝茯苓丸合大建中汤验案　患者女性，27岁，乌克兰籍。腹痛一月余，全腹弥漫性疼痛，以两侧为主，阵发性加重，伴不规则发热（37.5～39℃），腹痛食后加剧，腹胀肠鸣，时有包块隆起，腹软，有深压痛。曾反复因腹痛去急诊留观。妇科检查：子宫右后方可触及3～4cm囊性肿物。

血常规： WBC 9.54×10^9 / L，N% 79%，尿HCG早孕（－），尿常规：WBC（－），RBC10 / HPF，腹部B超（－），盆腔B超：子宫后位，4.2cm×4.3cm×3.8cm，内膜1.1cm，左卵巢见1.1cm×1.5cm强回声，盆腹腔可见液体暗区，盆腔见平段2.2cm，腹腔可见积液1.5cm。

妇科会诊后行阴道后穹窿穿刺，结果未抽出液体，但腹痛未缓解，不排除腹腔内出血（黄体破裂）可能。予抗炎止血治疗（左氧氟沙星、止血敏等）。辗转北京3家三级甲等医院，经普外、泌尿外科、妇科、内科等均未能控制腹痛。

追问病史，始于过食油腻，受凉之后，腹软有深压痛，即刻血压90 / 56mmHg，苔白微腻，质紫暗，脉沉细弦，趺阳脉微弦。

证属寒凝血瘀兼宿食气滞。拟方药：桂枝茯苓丸合大建中汤加味，桂枝15g，茯苓30g，丹皮15g，白芍15g，泽兰15g，川椒10g，干姜10g，党参15g，大枣15g，当归15g，淡附片15g，细辛8g，内金15g，焦四仙各15g。3剂，水煎服。服后体温正常，腹痛解除，发热再无反复，随访4个月未再发作。

腹部触及包块、盆腹腔积液当属"妇人宿有癥病"，当下其癥，故选桂枝茯苓丸。《金匮要略·腹满寒疝病脉证治第十》开章明义："趺阳脉微弦，法当腹满，不满者必便难，两胠疼痛，此虚寒从下上也，当予温药服之。"

大建中汤条更记："心胸中大寒痛，呕不能饮食，腹中寒，上冲皮起，出见有头足，上下痛不可触近，大建中汤主之。"此应理解为，时见腹部包块隆起，压痛，乃当今所谓之"肠型"。

7. 十枣汤验案　患者男性，42岁。主因发热、咳嗽伴胸痛2周，于1977年4月16日入院。患者2周前受凉后出现恶寒、发热，以午后为甚，最高可达39℃以上。曾在外院诊断为"上呼吸道感染"，服病毒灵及抗菌素（口服四环素等）治疗，未见缓解。1周前出现胸痛伴咯铁锈色痰，数日来发热加剧，持续在39.5～40℃之间，胸痛以右侧为甚，身热汗出不解，口干黏而苦，大便5日未行。脉弦滑而数，苔黄厚。

查体：重病容，面色潮红，精神疲惫，浅表淋巴结不肿大，咽部充血，扁桃体不大，胸廓对称，右侧呼吸运动受限，右下肺叩之呈浊音，肝浊音界居右胸第六肋间，右下肺呼吸音消失，语颤减弱，可闻及细水泡音，心界不大，未闻及明显杂音。胸部X片示右上中肺大片阴影及包裹性积液。诊断穿刺示渗出液。

西医诊断：大叶性肺炎、浆液纤维渗出性胸膜炎。

中医诊断：悬饮。

方药：十枣汤。大戟1.1g，芫花1.1g，甘遂1.1g。1剂。共研为极细末，装胶囊，以大枣10枚煎汤浓缩，分2次送服胶囊。

服上药1剂后，腹泻4次，稀水样便，腹痛不显，右肺底湿啰音明显减少，呼吸音仍低，体温已趋正常，此后再无反弹，咳减，痰少，苔黄腻，脉滑数。

续服上方半剂，自午后起改葶苈大枣泻肺汤合千金苇茎汤出入：冬瓜仁30g，芦根30g，葶苈子10g，鱼腥草30g，蒲公英30g，全瓜蒌15g，一见喜15g，甘草10g。

继进3剂，体温正常，咳痰胸痛均好转。右下肺呼吸音仍低，湿啰音消失，舌质偏红，苔薄腻，脉滑数。复查血象：WBC 9.7×10^9/L，N% 70%，L% 28%。原方加败酱草30g，苡仁30g。再进4剂。其后患者体温一直正常，症状逐步减轻，胸片复查示积液逐步吸收乃至完全吸收。

患者感受外邪，而见寒热。继之邪郁肺卫，水道失于通调，水饮壅盛于里，留于胸胁，而成悬饮之变。水停气阻，故胸胁作痛；肺不主气，则气短、咳促；邪郁化热，故见高热汗出，口干黏而苦，便结，虽汗出，邪未祛，水未退，故病不解。舌红苔黄厚，脉弦滑数为一派实证、热证之象。《金匮要略·痰饮咳嗽病脉证治第十二》："病悬饮者，十枣汤主之。"

水饮壅盛，随气攻窜，又于体格壮实之人，当以峻剂攻逐，一般化饮渗利之品恐难胜任。故用十枣汤之甘遂行经逐水湿；大戟泄脏腑水湿；芫花消胸胁伏饮。三药同用，逐水饮，除积聚，消肿满。但其药性峻烈，易伤正气，故以大枣10枚，益气护胃，甘缓其毒。1剂后，得快利，邪去大半，病势骤减，热势大退。再改葶苈大枣泻肺汤、苇茎汤及薏苡附子败酱散加减以清热解毒、泻肺利水收功。

8.大承气汤验案 患者男性，81岁。主因"反复发热，咳嗽咳痰两个月，意识不清1周"于2012年11月22日收入中西医结合心内科。患者处于嗜睡状态，完全性混合性失语，查头颅CT显示右侧额顶叶大面积新发脑梗塞。该患者长期卧床，肺部感染，于2012年12月24日夜间高热达39.6℃，血常规WBC 15.12×10^9/L，N% 86.3%。胸片：双肺纹理增厚。次日亦高热39℃，于哌拉西林、他唑巴坦、左氧氟沙星等抗生素治疗高热仍不退。腹满而喘，全腹均可扪及坚硬包块，右侧腹部尤其明显，大便十余日未行，但偶尔翻身时有少量青色稀便流出。腹部CT显示升结肠及横结肠高密度影。寒战，小便不利，不用利尿剂则5～6小时不排尿。

12月26日一诊：患者发热三天，最高39.6℃，伴寒战，神昏失语，大便十数日未行，舌红苔黄燥根厚，脉弦滑数有力（心率90～120次/分）。当为少阳阳明合病，投以大承气汤合大柴胡汤加减，处方如下：柴胡15g，黄芩15g，半夏15g，赤芍15g，生姜15g，大枣15g，生大黄30g（后下），芒硝8g（冲服），厚朴15g，枳实30g，生黄芪30g，2付，水煎服，嘱中病即止，不必尽剂。

未及服药，家属予开塞露纳肛，排出约500g燥屎，干硬如砂石。其家属稍知医药，自认为积便已除，畏大剂量大黄、芒硝峻猛，自作主张而没有给患者服药。至当日夜间患者再次高热达39.4℃，遂于次日服此汤药，又排出砂石状硬结大便逾500g，当夜体温36.7℃。第三日再次排大便约500g。3次大便共排出硬结大便1500g有余，未再发热。

12月28日二诊：患者脉静身凉，大便已通畅。腹部包块大为减少，仅左腹部遗留少量包块。心率由90～120次/分降至66次/分。舌红，苔黄腻，脉弦滑。患者燥屎排尽后，予以固护胃气，健脾和胃，方用六君子汤加减善后。

患者高龄，新发大面积脑梗塞，后外感致往来寒热，休作有时。辨证为阳明少阳合病是其关键所在。

《伤寒论》第215条："阳明病，谵语有潮热，反不能食者，胃中必有燥屎五六枚也。宜大承气汤下之。"此例燥屎硬似"水泥"，不止五六枚。《伤寒论》第136条："伤寒十余日，热结在里，复往来寒热者，与大柴胡汤。"而本患者为少阳阳明合病，以阳明腑实证为主，故单用大柴胡汤不能完全解决问题，必与大承气汤合用以奏全功。

9. 抵挡汤验案　患者男性，10岁，吉尔吉斯人。

2011.12.26初诊，癫痫发作四年。始于车祸外伤，脑震荡之后。双肩常不自主抽动，入睡前下肢抽搐均持续1～3秒即止，每天发作3～4次。常突然中止原来活动及说话，而出现面部无神，怪异表情。偶伴腹痛、呕吐、汗止、剧烈头痛阵发，需每日服止痛片。伴恶心、耳鸣、听力减退，健忘，大便不畅。

脑电图提示： 大脑神经元兴奋性高，可见尖波。多棘波、棘-慢复合波等癫痫波表现，大脑皮层功能减退，颅内压增高。当地诊断为癫痫，给抗癫痫、镇静、镇痛治疗，效果不理想。辗转来中国求治。患者除癫痫发作表现外，突出健忘、学习成绩不佳。现在头痛、耳鸣、听力减退，自汗出明显。

诊见： 脉细涩不畅，苔薄腻质紫。结合发作于脑外伤之后，故从"蓄血"论治，选抵挡汤和复元活血汤合方加味：水蛭8g，虻虫6g，桃仁8g，酒军8g，柴胡15g，天花粉20g，当归10g，红花8g，炮甲5g，炙甘草10g，白芍15g，钩藤10g，地鳖虫8g，全蝎1g。14剂，水煎服。

2012.1.10二诊，抽动痉挛次数程度减轻，怪异表情出现减少，现头痛明显减轻，恶心、自汗、耳鸣也改善，苔脉大致如前。原方加黄芪15g，去地鳖虫，炮甲改为2g，吞服。30剂，水煎服。服药四周后发病频次减轻，由原来一天发作3～4次减到3天1次，脑电图也改善明显。

《伤寒论》第237条："阳明证，其人喜忘者，必有蓄血，所以然者，本有久瘀血，故令喜忘，屎虽硬，大便反易，其色又黑。宜抵挡汤下之。"描述方证颇合。

既往中医治疗癫痫往往多从肝风痰凝认识，以息风化痰为主要治则，然已故印会河前辈从逐瘀息风治疗癫痫，认为诸多癫痫的风动表现应从瘀血入手，"治风先治血"验之临床，确可重复。心主血脉，又主神明，血脉瘀滞，清窍受阻。本案患者健忘、失神、听力减退、脑外伤病史，是辨证的关键所在，"其人喜忘者，可有蓄血，所以然者，本有久瘀血"，可见经典所示，足资为鉴。

广义的"蓄血"，不止局限于下焦，也可见于消化道、子宫、胆囊、胸腹腔等空腔脏器。脑为闭合性空腔脏器，脑外伤出血后不能及时排出体外，形成"离经之血"或者"内结之血"。本患为脑外伤后4年，病史较长，可谓"本有久瘀血"。本条中述及"屎虽硬，大便反易，其色又黑"。结合现代临床应为上消化道出血。加之脉涩舌紫，大便不畅，为一派瘀血内阻之象，故以抵挡汤逐瘀破血，上病下取。

"上病下取、下病上取"理论最早见于《素问·五常政大论》，曰："气反者，病在上，取之下，病在下，取之上。"又《灵枢·终始篇》云："病在上者，下取之，病在下者，高取之。"此"上病下取，下病上取"治则是在整体观念的指导下依据人体经络、脏腑及气机升降的调节机能而确立的法则，也是治病求本法则的体现。

10. 下瘀血汤验案 患者男性，37岁。1984年10月16日因车祸头颅外伤昏迷2天，后左侧肢体瘫痪，不会说话及严重失眠。1984年12月26日来我院就诊。患者担架抬入诊室，意识蒙眬，反应迟钝，不能说话，左侧凝视，表情呆滞，检查不合作。经神经系统检查及CT诊断为：①颅脑损伤后左侧中枢性偏瘫，左动眼神经麻痹；②双侧额颞骨内板下硬脑膜下腔积液。

患者苔薄舌紫暗，脉细涩不畅。证属瘀痰交阻，蒙闭清窍，经隧不利。治以祛瘀化痰，开窍通络。处方如下：生大黄10g，桃仁10g，全蝎6g，白附子10g，僵蚕10g，柴胡18g，当归10g，红花10g，天花粉18g，丹参30g，川芎20g，乳没各6g，甘草10g。10剂，水煎服。

二诊、三诊患者意识好转，构音较前清楚，肌力改善，继续前方加减。1985年1月20日四诊：患者说话构音清楚，对答合理，可自行站立行走20余米，左手已能持物，舌紫暗苔薄，脉细弦。原方加：太子参15g，生黄芪12g，三棱10g，莪术10g，守方40剂。

6月12日CT复查结果示：双额颞骨内板下，硬脑膜下腔积液明显好转。右硬脑膜下腔积液已吸收，左侧仅剩额叶硬脑膜下宽10mm条状低密度区。患者步态正常，说话正常，记忆、视力有恢复。方药改为：地黄15g，当归15g，川芎15g，赤芍15g，白芍15g，桃仁10g，红花10g，白蒺藜10g，天花粉30g，半夏12g，钩藤20g，全蝎（研，分冲）2g，羚羊角粉（分冲）0.6g。20剂，水煎服。

9月18日六诊：可步行5华里，左手握力已近正常，语言流畅，唯左眼稍有胀感，并轻度外斜位固定。视力明显恢复，已开始恢复部分工作。前方当归、川芎、桃仁、红花、白蒺藜、半夏、天花粉，加玄参15g，炙龟甲、牛膝各30g，生代赭石45g，僵蚕10g，蜈蚣5条。间断服用。

1986年春节后逐渐恢复工作，基本胜任原工作，症状未反复。同年5月13日CT复查，原双侧额颞骨内板下、硬脑膜下腔积液已完全吸收，原积液最多的层面已被吸收干净。

其实因伤致瘀已为常理，瘀滞痰聚则易忽略，"血不利则为水"，痰水本同而标异，故治疗以经方下瘀血汤合牵正散及复元活血汤，意在化瘀祛痰，开窍通络。复元活血汤为李东垣所创名方，从药物组成及功能看，实际源自下瘀血汤（大黄、桃仁、地鳖虫）。四诊方中加入芪、参扶正益气，取其益气化瘀，化气利水，终以养血化瘀、育阴潜降，以助瘀血去而新血生、阴津复而虚阳潜。治虽分三，但相互连贯。方药随脉症变通，但CT定期检测可供辨证参考，可依积液（痰、水）进退遣方用药。

硬脑膜下血肿急性期为较均匀的高密度影，2周后不同程度密度减低，出现高低密度同时存在影像，5周后血肿密度接近液体密度，较大血肿5周后密度减低。血肿液化与"血不利则为水"也有潜在联系。《金匮要略·水气病脉证并治第十四》已明确提出气分、水分、血分。治疗应该注意病机的内在联系。

11. 当归四逆加吴茱萸生姜汤验案 患者女性，39岁。2011年2月21日初诊：右侧上肢乏力，发冷6年，加重2个月。严重时穿衣困难，右手无力。指端疼痛、麻木、发冷，写字受限，最多写20个字左右（1～2行）即无力继续写字。颈肩不适，向右上肢放射。辗转神经内科和骨科，诊断为无脉症、胸廓出口综合征，西药治疗鲜效，动员其手术，但告知手术创伤较大，术后效果也难保证，故转而求治于中医。

可以看到患者双侧第七颈椎颈肋，其中左侧颈肋末端游离。右侧颈肋末端通过关节面与第一胸肋关节。从解剖关系来看，右锁骨下动脉和右侧臂丛神经必须经过颈肋于第一胸肋附着处上方，并易于在此必经之路受损。本例患者导致右锁骨下动脉闭塞和右臂丛神经受压迫。

脉左沉细短涩，右无脉。舌苔薄白质紫，颤动。辨证为寒凝血瘀脉阻，拟温通益气散寒祛瘀，取当归四逆加吴茱萸生姜汤加味：当归15g，桂枝10g，白芍15g，细辛9g，炙甘草10g，通草8g，吴茱萸6g，生姜15g，生黄芪30g，三棱15g，莪术15g，炮甲10g，红景天30g。7剂，水煎服。

服后指端麻痛、冷感稍有好转，余大致如前。原方巩固。后续治疗当归加至30g，细辛渐加至15g，生黄芪渐加至80g，偶加皂刺15g，川芎15g，穿山龙30g。

服上方三个月后，诸症逐步好转。2年后，2013年2月4日随访：右手乏力显著改善，穿衣写字可如常人。指端痛麻消失，发冷改善。右颈肩不适瘥。左脉仍沉细短，但右脉已可触及。血压左侧118/75mmHg，右侧在70mmHg可闻及柯氏音。

《伤寒论》351条："手足厥寒，脉细欲绝者，当归四逆汤主之。"第352条："若其人内有久寒者，宜当归四逆加吴茱萸生姜汤。"但寒凝脉阻，经脉下陷日久，另加升陷祛瘀。《素问·阴阳应象大论》："形不足者，温之以气。"重用黄芪，配桂枝、细辛以益气、升陷、温通，也宗"经陷下者，火则当之"（《灵枢·官能》）。大气下陷、气陷血瘀，既可见于脏腑（整体），也可见于经脉（局部）。"是以升降出入无器不有"（《素问·六微旨大论》）。

12. 大青龙汤合葛根芩连汤验案　患者男性，77岁。主因发热、腹痛一日于2012年3月27日入急诊留观。患者于3月26日夜间受凉后出现流涕，鼻塞等症状，3月27日晨，体温38.5℃，伴咽痛，咳嗽，咯白黏痰，自服"泰诺"后体温可降至37.5℃，下午5：30出现发热，体温40℃，出现寒战、腹痛、恶心、呕吐1次，为胃内容物，收入急诊留观。既往有肺炎，肾功能不全（氮质血症期）；吸烟30余年。

查体：面色苍白，眼结膜略苍白，双肺呼吸音粗，可闻及哮鸣音及湿啰音，脐周轻压痛，无反跳痛，T 38.7℃，P 142次／分，R 24次／分，BP 80～90／50～60mmHg。3月28日查血常规：WBC $10.05×10^9$／L，N% 89.1%，HGB 75g／L，肝肾功：CR 99.9μmol／L。

3月30日床旁胸片示：双肺间质性炎症改变。持续抗感染等对症治疗后，仍高热不退。4月3日，应邀会诊：体温39℃，恶寒，无汗，烦躁，腹痛，腹泻，不断排出稀便，持续气管插管，在气管插管中吸出黄色黏痰，苔黄腻质红，脉紧数。

辨为表寒里热，太阳阳明合病。予大青龙汤合葛根芩连汤加减，生麻黄6g，桂枝10g，杏仁10g，生石膏100g（先煎），炙甘草10g，葛根20g，黄芩15g，黄连10g，金荞麦80g。共3剂，浓煎100mL，每日分四次，鼻饲。

4月6日，二诊，服中药第2天，体温恢复正常，腹泻止，苔腻渐退未净，脉弦滑。改从风湿论治：生麻黄6g，杏仁10g，炙甘草10g，生薏米30g，金荞麦80g，鱼腥草60g，黄芩15g，生黄芪30g，莪术15g，知母15g。以巩固疗效。

4月9日，三诊，自4月3日晚8：00至今已一周，体温一直维持在正常范围。患者自行将气管插管拔出，后改为面罩吸氧，现已摘除，复查动脉血气分析：有间断咳嗽，咯痰减少。

本例患者持续发热7天，主症为发热，恶寒，无汗，烦躁，伴腹泻。使用多种抗生素治疗效果不佳。会诊时患者发热，恶寒，无汗，烦躁，伴有腹泻，排出黄色稀便等症，可为太阳表证未解，邪陷阳明，湿热下注大肠所致。故辨为太阳阳明合病，方用大青龙汤合葛根芩连汤加减，服药一剂即热退泻止。

《伤寒论》38条："太阳中风，脉浮紧，发热，恶寒，身疼痛，不汗出而烦躁者，大青龙汤主之。"其组成为麻黄，桂枝，甘草，杏仁，生姜，大枣，石膏。以杏仁甘苦、甘草甘平，佐麻黄以发表，姜、枣佐桂枝解肌，石膏质重泻火，气轻易达肌表。此方治以发汗解表，兼清里热，专在泻卫。

《伤寒论》34条："太阳病，桂枝证，医反下之，利遂不止，脉促者，表未解也，喘而汗出者，葛根黄芩黄连汤主之。"方由葛根、黄芩、黄连、甘草组成。此方为表里双解之剂，然从药物配伍作用来看，以清里热为主。方中葛根内清阳明之热，外解肌表之邪，升发脾胃清阳之气而止泻生津，并以苦寒之黄连、黄芩，清热燥湿、厚肠止泻，甘草甘缓和中、调和诸药。

另太阳伤寒合阳明下利，也可予葛根汤。《伤寒论》32条："太阳与阳明合病者，必自下利，葛根汤主之。"其组成为葛根，麻黄，桂枝，生姜，甘草，芍药，大枣。葛根汤由桂枝汤加葛根、麻黄所组成，而大青龙汤的仲景制方之义，本是桂枝麻黄汤合用，易芍药以石膏者。大青龙汤合葛根芩连汤与葛根汤异于石膏与芍药，另加杏仁宣肺止咳，芩、连泻大肠里热。但本案患者营卫俱病而出现发热、恶寒，邪热结于阳明而出现烦躁、腹泻。《医方集解》："烦为阳为风，躁为阴为寒……营卫阴阳俱伤，非轻剂所能独解，必须重轻之剂同散之，乃得阴阳之邪俱已，营卫俱合。"故用大青龙汤合葛根芩连汤。另金荞麦为清肺泻热，治肺痈专病专药，故佐之。

13. 麻杏石甘合大柴胡汤验案　患者女性，57岁。慢性肾脏病CKD5期透析治疗，伴贫血、继发性甲状旁腺功能亢进、骨痛、皮肤瘙痒，2011年12月28日因甲状旁腺功能亢进性骨病、骨痛行甲状旁腺全切术，术后出现饮水呛咳、声音嘶哑，电子喉镜检查提示双侧完全性喉麻痹。此后，患者反复出现发热伴咳嗽，2012年1月12日痰培养提示睾丸酮丛毛单胞菌生长，此后痰培养和痰涂片主要是念珠菌和革兰氏阳性球菌。胸片及胸部CT提示双侧多发肺炎，以右侧为主。在鼻饲、营养支持、透析等治疗基础上，给予左氧氟沙星静点、患者肺部感染初尚能控制。

2012年5月中旬患者病情加重，开始出现持续中度发热，午后热甚，体温最高达38.9℃，痰多，色黄，黏稠。多次复查血培养未培养出病原菌。白细胞计数波动在$8.67\sim27.6\times10^9$/L，中性粒细胞比例明显升高，波动在74.9%～91.5%。2012年6月7日腹部CT：脾增大约8个肋单元，质均匀。双肾体积缩小，见类圆形低密度灶，右肾实质内见点状钙化灶。右肺中下叶及左肺下叶多发斑片条索及结节影，双侧胸膜增厚，少量胸腔积液。2012年6月8日胸部CT：双肺散在多发斑片状密度增高影，右侧重，右肺见多发实变影并见空气支气管征。

又先后给予哌拉西林、他唑巴坦、奥硝唑、舒普深、伏立康唑、氟康唑和万古霉素、美罗培南、莫西沙星等静点抗感染治疗，效果不佳，仍发热、咳嗽、痰多。且出现腹胀、稀便，便细菌学检查提示全片细菌减少，革兰氏阴性杆菌偏少，革兰氏阳性球菌少量，成对、成堆。给予质子泵抑制剂、蒙脱石散、双歧杆菌、枯草杆菌活菌等口服无效。

应邀会诊，一诊证见：近两月反复发热，休作有时，汗时自出，午后热甚，发热前或有恶寒（T38.5℃左右），口干而苦，咳痰黄稠，声低音哑，语言难出，乏力嗜睡，胸腹胀满及胁肋，下肢微肿，大便干结，间日行。脉弦而滑，舌尖红，苔黄腻。

中医辨证：三阳合病。方药：麻杏石甘汤合大柴胡汤加减，麻黄6g，杏仁10g，生石膏120g，炙甘草10g，柴胡15g，枳实15g，姜半夏15g，黄芩15g，白芍12g，大枣15g，生姜三片，酒军10g，金荞麦80g。3剂，日一剂，水煎200mL，分两次鼻饲入。

二诊：患者服上方一剂后即退热身凉，症见口干心烦，脘痞、呃逆欲呕，腹胀，便不成形，日3～4次。脉细弦，舌尖红，苔黄腻根厚。辨证：虚痞为患。方药：拟半夏泻心汤合枳术汤，以善其后。

《伤寒论》63条："发汗后不可更行桂枝汤，汗出而喘，无大热者，可与麻黄杏仁甘草石膏汤。"此时当重用石膏，石膏质重泻火，气轻透热易达肌表。麻黄宣肺而泄邪热，取"火郁发之"之义。但其性温，故配伍辛甘大寒之石膏为臣药。杏仁降肺气，助麻黄、石膏清肺平喘。炙甘草既能益气和中，又与石膏合而生津止渴。《伤寒论》103条："太阳病，过经十余日，反二三下之，后四五日，柴胡证仍在者，先与小柴胡汤；呕不止，心下急，郁郁微烦者，为未解也，与大柴胡汤下之则愈。"患者柴胡证具，邪入阳明，用大柴胡汤。

此案为《伤寒论》所指太阳温病之"风温"："太阳病，发热而渴，不恶寒者，为温病。若发汗已，身灼热者，名风温，风温为病，脉阴阳俱浮，自汗出，身重，多眠睡，鼻息必鼾，语言难出……"患者发热50余天，已反复使用发汗药（解热镇痛药），可视为太阳病"误治"之"若发汗已，身灼热者"；素自汗出，下肢微肿，嗜睡与上述"风温"之"自汗出，身重，多眠睡"相似；唯"鼻息必鼾，语言难出"与患者喉麻痹，声音嘶哑，语言不畅，饮水呛咳，咳喘不已，更合。故"发汗后不可更行桂枝汤，汗出而喘，无大热者，可与麻黄杏仁甘草石膏汤"，"非麻黄不能开发其锢闭之深……重用生石膏……更可清肺中久蕴之热"（《医学衷中参西录》）。

14. 乌头赤石脂丸验案　患者男性，56岁。心肌梗塞病史，有室壁瘤。冠状动脉支架术后，前后共置支架4枚。2012年11月26日初诊时患者频繁胸痛，平均每星期一次，服用硝酸甘油2～3分钟后可缓解。疼痛时整个前胸部（胸骨后）绞痛，发作前咽喉部先有紧缩感，伴乏力，腹胀，大便不成形（1～2次／日），五更泻。欠寐（5～6小时／日）。脉细弦寸弱。舌质紫暗，苔黄厚腻。

辨证为阳微阴弦，气陷血瘀。治以瓜蒌薤白半夏汤合升陷祛瘀汤。前8诊治疗后，患者病情缓解明显。胸痛发作频次减少，仅遗留有乏力、气短、自汗等症状。

但患者在2013年3月起，病情反复。胸痛剧烈，多于晨起时发作，胸痛彻背，背痛彻胸，他是从顺义坐车，途中疼痛难忍要下车服硝酸甘油。脉细弦而寸弱。苔黄腻根厚，舌质暗。

遂于原法（升陷祛瘀汤合瓜蒌薤白半夏汤）基础上，加用温经止痛之乌头：制川草乌各10g（先煎1小时），白芥子10g，薤白40g，全瓜蒌60g，生黄芪60g，三棱20g，莪术30g，苍术30g，半夏30g，全蝎末2g（冲），穿山龙60g，蜈蚣末2g（冲），红景天30g。7付。

服后患者胸痛约40天未明显发作，遂抄方继续服用。2013年4月21日复诊：脉细短，寸脉较前有所起。苔腻根稍浊。于上方加川椒10g，干姜10g，附子10g，半夏加至40g。14付。

此后患者于2013年7月1日复诊。服药后胸痛未作，但一旦停药，则在停药一周后即发作胸痛，不过症状比之前要轻。遂原方巩固，制川草乌加至各12g，加荷叶30g。14付。当时是2013年，随访两年多的时间未再发作。

遇到危急重症，中药确实能使一些病人转危为安，但绝不是一劳永逸，万事大吉。作为冠心病的治疗，最后治疗成功与否的标准，是要看心肌组织水平的微循环改善情况。

乌头赤石脂丸（见《金匮·胸痹心痛短气病脉证治第九》）：心痛彻背，背痛彻心，乌头赤石脂丸主之。乌头赤石脂丸方：蜀椒一两

（一法二分），乌头一分（炮），附子半两（炮）（一法一分），干姜一两（一法一分），赤石脂一两（一法二分）。右五味，末之，蜜丸如梧子大，先食服一丸，日三服（不知，稍加服）。

乌头赤石脂丸主治阳微阴弦中的心痛重症，具有温阳散寒，峻逐阴邪之功。方中乌头、附子、花椒、干姜大辛大热，协同配伍，温经散寒，逐寒止痛力极强，治心痛厥逆。并加赤石脂镇敛耗散之阳气，平冲逆之厥气，以缓和乌头、川椒、附子辛热之性，诸药合用，使心肾阳气充盈，心阳皆有所养，故而取效（因我院药房不备有赤石脂，故多以山萸肉代之）。

赤石脂性味甘涩温，入脾肾、大肠经，涩肠止血，收敛生肌。山萸肉味酸性温，收敛元气，固涩滑脱。《神农本草经》谓其"逐寒通痹"。故上方取其意，易其药也。此方治胸痹重症，一般通阳散结已难胜任。晨起发作，脉细弦寸弱，伴五更泻。此乃阴寒痼冷，痰结瘀凝所致。非峻逐阴寒并用温涩调中（山萸肉代赤石脂）难以奏效。阳微阴弦虚实错杂，升降失调，基础病机之上，本案突出阴寒、痰瘀、痹阻，故疗效当巩固。

正如《医宗金鉴》所云："方中乌、附、椒、姜，一派大辛大热，别无他顾，峻逐阴邪而已。"此患者病情复杂且较重，非此方不足以控制其症状。

四、经方实践感悟

讲完了案例，接下来我们来谈一谈我自己的经方实践体悟。主要有四个方面的内容：

1. 系统学习，整体把控 中医学有自身独特的理论体系，尤其经方更是灵魂所在，应反复通读，层层深入，读书万遍，其义自见。浮躁学风，浅尝即止，难出精品。

2. 病脉证治，重在体悟 以《金匮要略·胸痹心痛短气篇》为例，开章明义提出："夫脉当取太过不及，阳微阴弦，即胸痹而痛，所以然者，责其极虚也。今阳虚知在上焦，所以胸痹、心痛者，以其阴弦故也。"

实际上胸痹常与现代的冠心病、心绞痛、心功能不全、心律失常融在一篇当中探讨，并且在整个一篇治疗当中，既有典型的化痰通阳散结的瓜蒌薤白汤，又有补虚助阳的人参汤。与虚实夹杂、气虚血瘀、痰瘀交阻的主要病机，颇相吻合。

经典重在领悟，所以经典不单单是读出来的，甚至也不是背出来的，而更重要的是体悟出来的。当时郭老师和阜外医院一起研究冠心病，20世纪六七十年代已经认识到冠心病的病理变化，即冠脉狭窄阻塞，所以在这个基础上出现了活血化瘀理论，这也是一个发展。但是心血管疾病的治疗可以在继承经方的基础上在继续往前走。

3. 衷中参西，病症结合　经方实践中可以借鉴中学为体，西学为用，采取拿来主义，以现代医学有关的客观检测作为重要参考。曹颖甫《经方实践录》中，以抵挡汤治疗妊娠伴腹腔脓肿病例的自按："然当时非经西医之考验……也断然不敢用此。"尤其是在现行的医疗环境下也是势在必行。另外，作为一个治疗前后定性定量的比较参照也有所依据。何况"科学无国界"，现代的科学技术又何必再分东西。

4. 超越基于继承，创新才有出路　《伤寒论》原序，"撰用素问九卷、八十一卷、阴阳大论……为伤寒杂病论"继承发扬，源流有序，发展创新了六经辨证。屠呦呦教授在研究最困难关键时依葛洪《肘后备急方》记载的"青蒿一握，以水二升渍，绞取汁，尽服之"，采取以低温乙醚提取，在第191号样品中发现青蒿素。

《金匮要略·肺痿肺痈咳嗽上气病脉证治第七》提及"何以知此为肺痈？当有脓血，吐之则死"，"始萌可救，脓成则死"。朱老挖掘民间成云龙医师治疗肺脓疡，20世纪70年代，以此治疗肺脓疡约506例（前后有胸片对照），治愈率91.3%，改变了预后，脓成也不死，疗效也远超《金匮》提的桔梗汤，葶苈大枣泻肺汤以及千金苇茎汤。

此外，金荞麦源自民间，又名铁脚将军草，但煎法特殊，且用黄酒，以此推演治疗胸痹心痛，脉结代，心动悸之瓜蒌薤白半夏汤、炙甘草汤的应用，这也是重要关键所在。

中医发展的主旋律，应是中医经典思维，继承与创新是永恒的主题，然超越必须基于继承，创新才能有所发展。

主讲人简介

史载祥，中国中医科学院研究生部首届毕业生。现为中日友好医院主任医师，全国中西医结合心血管病中心首席专家，北京中医药大学教授，博士生导师，全国第三、第四批中医师承人员指导老师，全国名老中医工作室学术带头人。兼任中国中西医结合学会常务理事、中国中西医结合学会活血化瘀专业委员会名誉主任委员、中国中西医结合学会心血管学会委员、北京市中西医结合学会副会长、世界中医药学联合会心血管专业委员会副会长。国家科委技术审查专家组专家委员会委员，卫生部、国家中医药管理局科学技术评审专家，国家食品药品监督管理局药品审评专家，《中国中西医结合杂志》《中国中医药学报》《国外医学·中医中药分册》《中国中医药信息杂志》《中药药理与临床杂志》《中华中西医杂志》等七种专业杂志编委。日本大学医学部客座教授。1992年被人事部、卫生部评为"突出贡献中青年专家"，1993年有关事迹载入英国剑桥《国际名人传记》。

主编《实用血瘀证学》《现代中医心

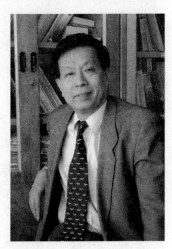

史载祥

血管病学》《高血压及相关疾病中西医结合诊治》《简明汉英日中医药词典》；分科主编《实用中西医诊断治疗学》等著作。

第六讲

我国开创的中西医结合科研及其启示

陈士奎

　　中国中医科学院研究生院的各位领导，各位老师，最亲爱的各位校友，各位师弟、师妹下午好！

　　我是中国中医科学院研究生院首届中医研究生班毕业生，转眼毕业快40年了。回忆母校中国中医科学院研究生院当年培养我们的情景，非常地激动、感恩！

　　那是在1978年，我国刚刚在邓小平同志及党中央、国务院的领导下走向改革开放，迎来改革开放的春天；也是那一年，我国召开了全国科学大会，迎来了我们伟大祖国的科学春天；中医药事业（包括民族医药及中西医结合事业）也沐浴着我国科学春天的阳光、雨露，迎来了蓬勃发展的大好时机。

　　中国中医研究院创办中医研究生班，是史无前例的开创性工作，我们能够从祖国的四面八方来到这里学习，特别是能直接向梦寐以求的著名老中医们学习，感到无上荣幸。

我们第一届中医研究生班可以说是得天独厚。我们这个班的主任是当代国内外最著名的中医学家、最令人敬仰的中医大师岳美中先生，他是创办中医研究生班的倡导者和设计者；副主任是卫生部、中医研究院及北京中医学院的全国著名老教授、老中医王文鼎、赵锡武、方药中、郭士魁、董建华、任应秋、刘渡舟。当时为了我们班的教学，聘请了全国东南西北中各地47位著名老中医、老教授，来给我们上课，传道授业解惑。使我们能得到一个时代的名老中医对我们的培养，学习到他们独到的学术思想、丰富的临床经验，聆听他们的谆谆教诲，为了我国中医药事业的发展要勤奋、努力、立志、成功！

毕业以后，我们这个班的同学不管分配到哪里，无论是从事临床、科研，还是教学、管理等工作，都刻苦钻研中医药学，努力传承与创新发展中医药学，都为我国中医药事业的发展而努力奋斗！贡献力量！有的已成为我国新一代的著名中医学家，如这次举办的"杰出校友回馈母校系列讲座"邀请到的王琦教授，就是我们班同学中出现的第一位国医大师。

今天，在这里能让我做学术讲座，深感荣幸，谢谢中国中医科学院研究生院的厚爱！

我和大家交流的题目是"我国开创的中西医结合科研及其启示"。为什么选了这么个题目呢？因为我是一个"西学中"的中医硕士研究生，毕业后陈可冀教授（西苑医院原副院长，中国科学院院士、国医大师，著名中西医结合医学家），以及中医研究院季钟朴院长（我国著名生理学家、医学教育家、著名中西医结合学者）把我留在正准备创刊的中西医结合杂志社。我们这一辈的人一贯是听党的话，党叫干啥就干啥。于是，我就到了中西医结合杂志编辑部工作。我当时是编辑、采访、买纸、跑印刷厂、校对等，什么都干，边干边学。终于在这里把我训练成了一个"甘愿为人作嫁衣"的人。结果刚刚做编辑5年，即将把我锻炼成一个"编辑里手"的时候，季钟朴院长又再三找我谈话，把我调到中国中西医结合学会工作。无论是在中西医结合杂志编辑部还是在中国中西医结合学会工作，均密切联系着全国中西医结合专家、学者，接触最多的是中西医结合方针政策、中西医结合科研成果、中西医结合学术研究及学术交流等。就这样，很长一段时间做中西医结合工作，从学术研究到学术管理，熏陶了我的中西医结合思想。这期间，研究生部每年都聘我为研究生做"中西医结合研究进展"等讲座。

1991年我又被调到研究生部工作，针对研究生教学改革和中西医结合研究生的需要，我开设了"中西医结合医学导论"课程。我在研究生部工作时由我主讲，我调离后由张文彭教授主讲，我配合。至今这门课程已讲授了24年。后来我主编出版了我国第一部"新世纪全国高等医药院校规划教材"《中西医结合医学导论》。我今天的讲座"我国开创的中西医结合科研及其启示"便是"中西医结合医学导论"讲课内容之一。

中西医结合事业是我国"西学中"人员在党中央、国务院制定的一系列方针政策指引下首先开拓的。1955年12月19日，在毛泽东主席及党中央、国务院的关怀和指示下，卫生部中医研究院正式成立。同时，卫生部在中医研究院举办了我国首届"西医离职学习中医研究班"，简称"西学中"班。首届西学中班学员毕业后，开创了我国中西医结合研究领域。

1958年10月11日，我国首届西学中研究班毕业的时候，毛泽东主席又做了重要批示，"中国医药学是一个伟大的宝库，应当努力发掘，加以提高"。另外，该批示主要是号召继续举办西学中班，培养"中西结合的高级医生"，使西医与中医共同来研究和发展我们的中国医药学。并期望"其中可能出几个高明的理论家"。从那以后我国的中西医结合研究就开展起来了。

中西医结合研究的主要目的和任务：第一是继承发扬中医药学，促进中医药学现代化发展。这是首要任务。第二是在促进中医药学现代化发展基础上，开展中西医结合研究，为中西医结合医学的发展探讨思路与方法，创建它的新理论等，为"创造我国统一的新医学、新药学"奠定基础。第三是为全人类的医学发展及健康事业开展中西医结合研究，贡献力量。这是我们整个中西医结合研究的目的和任务，我们尤其应当认识到：中西医结合研究其实是继承发扬或传承与创新发展中医药学的一个重要途径。

中西医结合科研是我国中西医结合工作或中西医结合事业的重要方面，也是中医药事业的重要方面。我国中西医结合事业的开拓者、先驱者，均在某个学科领域率先开辟了中西医结合科研，并取得许多重大科研成果，为中医药学现代化发展、为中西医结合医学发展以及全人类健康事业做出了贡献。

借今天下午这个机会，简介我国十位著名的医药学家和他们的中西医结合科研和成果，并浅谈他们的科研思路方法等对我们的启示。这些启示不仅仅是对中西医结合研究生有意义，我想对中医药工作者乃至对于我国整个传统医药包括中医药、民族医药、中西医结合的科研也会带来一些启发。

一、著名内分泌学家邝安堃教授与中医"阴阳学说"研究

邝安堃（1902—1992，广东台山人）。著名内科学家、内分泌学家、医学教育家、杰出中西医结合学者，对我国中西医结合医学研究做出了开拓性、先驱性和奠基性贡献。

邝安堃1919年留学法国，1929年任法国（巴黎）国立医院住院医师，成为考上这一职务的第一个中国人。1933年获法国巴黎大学医学院医学博士。同年回国，即任复旦大学医学院皮肤科和小儿科教授和主任，1935年起任内科教授。1952年起先后任上海第二医学院内科教授、系主任、上海市高血压研究所所长、上海市内分泌研究所所长、上海第二医学院副院长、顾问等。曾任中国中西医结合学会第一届理事会副会长、第一届中国中西医结合学会上海分会理事长等。

（1）邝安堃教授是一位具有爱国精神的学者。他本已成为法国巴黎国立医院的住院医师，但在他的法国老师"中国历史悠久的传统医学丰富多彩，学习内科来研究它，比较合适"的启发下，他一是选定了内科为终身职业，二是毅然决定回国，以报效祖国、报效祖国医学、报效中国人民的健康事业。这表现出他强烈的爱国精神。

（2）邝安堃教授的名言：①"闯出一条前人没走过的道路"（是他当年留学回国时立下的雄心壮志）。②"中西医从表面上看是两套理论，由于真理只有一个，必将殊途同归"。这对我们每一个中西医结合工作者都有深刻的启发。

（3）邝安堃教授为新中国的医学发展写下了不朽的篇章。①20世纪30年代，在国际上首先发现回归热的氮质血症型。②20世纪40年代，他致力于结缔组织病研究，是我国最早发现和确诊系统性红斑狼疮和结节性多动脉炎的医师之一。③是世界上最先发现异烟肼引起男性乳房增大的学者之一。④他和他的同事们诊断并治愈了国内第一例原发性醛固酮增多症。⑤是国内最早诊断血紫质病的医师之一。

（4）拜中医为师，虚心向中医学习。从20世纪50年代起我国即号召西医学习中医，继承发扬中医药学，开展中西医结合研究。在邝安堃教授年近60岁，已成为一位造诣高深的西医专家的时候，为了学习、研究中医，拜名中医陈道隆先生为师；还不失时机地向上海名中医姜春华、丁济南、程门雪、黄文东等虚心请教并与他们结下了深厚的师生情谊。他在跟随中医专家学习中医理论、临床实践时，达到"乐而忘返"之境地。他对中医药学的著作更是孜孜不倦、刻苦钻研。如顾松园著《医镜》、严西亭等著《得配本草》《王旭高医书六种》《吴门治验录》等，都是他反复研读的医著。

（5）开辟中医"阴阳学说"的中西医结合研究。①20世纪50年代中期，邝安堃教授即率先带领其团队，用现代科学方法，从内分泌角度研究中医"阴阳学说"以及"肾阳虚"和"肾阴虚"等中医理论。是我国第一个提出从内分泌角度研究中医"阴阳学说"的学者。

②1963年他首先设计用大剂量激素（考的松）研制成功世界上第一个"阳虚动物模型"，从而开辟了中医药学理论研究的现代动物实验研究方法和中医动物模型研究的先河。③他是我国最早开展中医"阴阳学说"实验研究的学者。并证明中医学的"阴""阳"变化有相应的病理生理学物质基础。④他与上海第二医科大学同位素室首先测定虚证病人血浆中环磷酸腺苷（cAMP）和环磷酸鸟苷（cGMP）及cAMP/cGMP比值，并研究和探索了它们的变化与阴虚、阳虚之间的相关性和规律性。发现冠心病心绞痛阳虚证病人血浆cAMP下降，cGMP增高；cAMP/cGMP比值降低。同样观察到"甲减"（阳虚）病人血浆cAMP下降，cGMP增高；cAMP/cGMP比值降低；而"甲亢"（阴虚）病人，血浆cAMP增高，cGMP降低；cAMP/cGMP比值增高。说明血浆环核苷酸及其比值的变化可作为反映阴虚、阳虚的一个客观指标；或可作为反映机体总体阴阳变化的客观检测指标之一，邝安堃等进行了富有启发性的研究和探索。⑤国内首先研究了男性肾虚（证）与性激素的关系。并发现冠心病、糖尿病、高血压病、病态窦房结综合征等男性患者中，血浆雌二醇（E_2）与睾酮（T）的比值（E_2/T）均升高。经助阳补肾中药治疗后，肾虚症状好转的同时，E_2/T比值也趋于正常。因此推测E_2/T比值升高与肾虚有关，或肾虚与性激素的变化有关。

进一步研究发现，冠心病心绞痛病人的E_2/T比值升高主要是E_2增高；心肌梗死病人E_2/T比值升高主要是T下降；而正常人年龄越大，E_2越高，T有下降趋势，E_2/T比值逐渐升高。故男性E_2/T比值升高，似可作为肾虚的客观指标之一。

以上简介，表明邝安堃等为探索和寻求中医学"阴""阳"变化的物质基础，以及"阳虚""阴虚"证的病理生理学变化物质基础和"阳虚""阴虚"证辨证诊断的实验室客观检测指标等，在思路方法学上具有开创性历史意义和示范作用！对学术界如何开展中医理论的中西医结合研究带来启发和启示。

附：2002年12月25日上海市卫生局和上海中西医结合学会召开了

"纪念邝安堃教授诞辰100周年座谈会"。卫生部陈竺部长的母亲、著名内分泌学和中西医结合专家许曼音教授出席会议并发言讲道：邝安堃教授为人师表，治学严谨，他的中西医结合学术思想影响了我们几代人，我和陈家伦（编者注：陈竺部长之父亲、我国著名内分泌学和中西医结合专家。很多中西医结合研究项目都是由邝、陈二位教授等合作完成的）乃至我们全家都受到邝安堃教授的中西医结合思想熏陶，走上中西医结合道路。

我在会上代表中国中西医结合学会做了"学习邝安堃教授，不懈努力，不断创新"的发言，之后该发言稿被发表于《中西医结合学报》创刊号。

二、沈自尹院士与中医"肾"本质的研究

沈自尹院士（1928—，浙江省镇海人）。1952年毕业于上海第一医学院。他是我国中西医结合事业的开拓者、奠基人之一；是开创中西医结合科研的先驱者，国内外著名中西医结合医学家和著名中西医结合理论家。1955年师从我国著名中医学家姜春华教授学习中医，并共同在全国率先开展中医藏象学说的中西医结合研究。1959年师徒共获卫生部颁发的"发扬祖国医学遗产"金质奖章；同年主持上海第一医学院在国内首创的"藏象专题研究组"工作时即开创了中医"肾"本质的中西医结合研究。后来，任藏象研究室主任；1985年创办上海第一医学院中西医结合研究所并任所长；现仍任复旦大学中西医结合研究所名誉所长。

沈自尹院士率领其团队，50多年来，始终如一、持之以恒、与时俱进地坚持中医学"肾"本质研究，取得了举世瞩目的成果，成为中西医结合科研的典范。

1. "肾阳虚证"的系列研究 迄今，沈自尹团队对于"肾虚"（证）尤其是"肾阳虚（证）"已进行了半个多世纪的临床和实验研

究。仅简介其创新性研究思路与主要成果如下。

（1）从临床入手，"异病同治"与"肾虚"（证）研究。1959年，沈自尹教授等便临床观察到支气管哮喘、无排卵性功能性子宫出血、妊娠中毒症、冠心病、红斑狼疮、神经衰弱等六种在西医完全不同的疾病，在某个阶段却都会出现相同的中医"肾虚"（肾阴虚或肾阳虚或肾阴阳两虚）症状，都可以用补肾调整阴阳的方法（如肾阴虚用六味地黄丸，肾阳虚用桂附八味丸加减等）治疗而取得良效。

上述六种疾病中，支气管哮喘、红斑狼疮、功能性子宫出血，均可用各种激素治疗而取效；冠心病发病机制中，与内分泌紊乱对胆固醇和脂质代谢的影响密切相关；妊娠中毒症的发病机制也与神经内分泌有关，等等。均提示：当这些疾病出现"肾虚"症状时与内分泌系统功能失调有关。或者说肾虚证的发生，内分泌的调节功能失常是一个重要环节。于是，沈自尹教授开创了内分泌系统功能与中医"肾"本质关系的研究。

（2）"肾虚"机制的研究。20世纪50年代末，首创运用生化检查尿17-羟〔尿17-羟皮质类固醇（17-OHCS），肾上腺皮质激素的代谢产物〕方法，首先发现了反映肾上腺皮质功能的测定值，在不同疾病的肾阳虚证患者普遍低下。表明肾阳虚证病人有不同程度的肾上腺皮质功能减退。

20世纪60年代初，收集到358例不同疾病的肾阳虚证患者均存在尿17-羟值降低（正常人尿17-羟平均值为7.85mg／24h，范围4.18～15.85mg／24h；肾阳虚者尿17-羟均值为2.2mg／24h，范围1.3～3.6mg／24h）。此为国内7个省市及日本学者的重复验证的结果。肾阳虚证患者，经补肾治疗后，随症状好转，尿-17羟值也提高。从而证实中医"肾阳虚证"（乃至"证"）具有相应物质基础。

（3）肾阳虚证与内分泌系统关系的深入研究。20世纪60～80年代，在上述研究（肾阳虚病人有不同程度的肾上腺皮质功能减退）基础上，又开展了一系列实验研究，追本溯源，发现肾阳虚证病人（支配肾上腺皮质）的脑垂体功能也低下（1973年曾有研究报告认为，肾阳虚主要是肾上腺皮质功能降低，脑垂体是次要的）。进一步研究又发现调节脑垂体的下丘脑功能也紊乱。因此，采用三个靶腺轴（肾上腺、甲状腺、性腺）功能的比较研究，证实了肾阳虚证不仅具有下丘脑-垂体-肾上腺皮质轴功能紊乱，而且在不同靶腺（肾上腺、甲状腺、性腺）轴、不同环节、不同程度呈现出功能障碍的"隐潜性变化"；而经温补肾阳法治疗，靶腺功能则明显恢复。并推论提出：肾阳虚的主要发病环节在下丘脑（或更高中枢）。这一推论，实际是形成了新的科学"假说"。沈自尹院士随即开展了这一科学假说的深入研究。

①1982年，采用受体分子水平检测方法，发现补肾药确实能作用于下丘脑的双氢睾酮受体，并提高下丘脑双氢睾酮受体的亲和力。说明补肾药可直接作用于下丘脑。

②20世纪90年代，经深入研究证实：中医温肾主药附子的有效成分乌头碱，可直接兴奋下丘脑的促肾上腺皮质激素释放因子（CRF）神经细胞。再次证明补肾药可直接作用于下丘脑。

③通过补肾、健脾、活血三组方药（在皮质酮大鼠模型）对促肾上腺皮质激素释放因子（CRF）基因表达作用的对比研究，显示唯有补肾药能明显提高已受抑制的皮质酮大鼠下丘脑促肾上腺皮质激素释放因子基因（CRF mRNA）表达量。其他方药则无此作用。因此，补肾药对肾阳虚证的主要调节点可确认定位在下丘脑。实现了对"肾阳虚的主要发病环节在下丘脑（或更高中枢）"假说的第一步科学论证。

接下来，沈自尹院士又提出：下丘脑还会受到更高中枢或其他中枢的调节，补肾药有可能在一个更高的层次上调控着促肾上腺皮质激素释放因子（CRF）基因的转录。

（4）创造新理论概念。通过中医"肾"本质的系列研究，发挥理论思维和创新思维，沈自尹院士提出一些创新性理论概念，如：①生理性肾虚（并以科学研究的证据，认定衰老是属生理性肾虚）；②隐潜证；③微观辨证；④宏观辨证与微观辨证相结合；⑤阴阳常阈调节论（《素问·至真要大论》曰"谨察阴阳所在而调之，以平为期"）。沈自尹院士通过"肾阳虚"的研究，发现肾阳虚病人有时表面看来阴阳是平衡的，其实是处于低水平的平衡。认为调节阴阳，"以平为期"，不能只使阴阳达到低水平的平衡，而是要达到正常水平的平衡。这种正常水平的平衡是生理状态，沈自尹教授将其命名为"正常阈"，丰富发展了中医药学、现代医学及中西医结合医学理论和实践。也说明通过中西医结合研究可创造新理论概念。

2. 博采众方，与时俱进，持之以恒的科学精神　沈自尹教授领衔的著名中医学"肾"本质的研究，以始终紧跟现代科学技术和现代医学发展的步伐，及时引进、吸收、消化，并创新运用现代科学技术和现代医学最新技术与方法，持之以恒地开展中医"肾"本质的研究为突出特点。

（1）20世纪60年代初，沈自尹院士把现代医学的内分泌学理论与方法，用于中医肾虚（肾阳虚证）的研究。

（2）1977年，Besedovsky提出"神经-内分泌-免疫网络"（NEI网络）学说，1979年始沈自尹院士便运用NEI网络理论开展了肾阳虚证的下丘脑-垂体-肾上腺皮质以及性腺、甲状腺三轴的全套指标测定和治疗前后的比较研究，阐明肾阳虚证与NEI网络有内在联系，推断肾阳虚的主要病理改变源于下丘脑（或更高中枢）。成为肾阳虚证定位研究的依据之一。

中医理论重视人体阴阳、气血、脏腑等功能活动的动态平衡；认为疾病的发生、发展与人体阴阳、气血、脏腑等功能失调密切相关；防治疾病则以对机体阴阳、气血、脏腑功能调控、调节（"谨察阴阳所在而调之，以平为期"）为特点。这种整体的、非特异性、非对抗性的调控、调节、调理、整合治疗观，与现代医学"神经-内分泌-免疫网络"学说（机体内部调节机制）有很多相似或一致之处（编者

注：体现了中西医比较研究的思维、思考和思路）。把中医"肾"本质的研究与神经-内分泌-免疫网络学说结合研究，开辟了中医藏象学说（"肾"本质）研究的新思路、新方法。

（3）20世纪80年代后期，全世界生命科学界展开破译人类基因组计划，解读人类基因组这部"天书"。2003年，人类基因组全部序列图宣告完成。这是20世纪生命科学及生物医学领域最引人瞩目的伟大科学工程之一。基因组功能阐明后，生命科学进入了新的纪元——后基因组时代，并形成全新的学科——基因组学，促进了一大批新理论、新技术的出现，如基因芯片技术等。

沈自尹教授是国内最早把这些从整体水平上研究基因相互作用的相关技术（基因芯片技术等），用于中医理论及中药作用机制的研究中，并在研究肾虚证基因表达谱基础上，绘制建立了肾虚证的神经-内分泌-免疫及神经-内分泌-骨代谢的两个基因网络调控路线图谱的学者。为中医基础理论、中药作用机制、中西医结合研究发挥了巨大作用。

（4）从系统生物学研究肾虚与衰老。随着系统生物学的兴起（20世纪末），沈自尹教授于2004年，即把系统生物学和分子生物学相结合引入到中医"证"的研究，是我国最早把系统生物学理论、方法用于中西医结合研究的学者。

沈自尹院士讲道："中医药学本来就是先进的系统生命科学认知体系，'证'的研究正好可以和这个处于科学前沿，综合程度很强的系统生物学理论和方法相吻合……从而把'证'的研究再次推向科学发展的前沿。"

（5）肾藏精与干细胞的研究。该研究是近十几年来，沈自尹院士与时俱进，紧密结合国际上对干细胞研究的进展，采用干细胞研究方法，开辟中医"肾"本质研究的新领域。

首先他们根据中医学"肾藏精""肾主蛰，封藏之本"等理论和"干细胞"特征，分别提出"肾所藏的精主要代表是干细胞""'肾主蛰，封藏之本'与干细胞平时处于沉默（蛰伏休眠）状态相符"等假说。经动物实验研究获得初步证明。①测定不同月龄小鼠脑部海马的神经干细胞，显示神经干细胞随增龄（肾精亏虚）而数量减少（$P<0.01$），提示肾所藏的精主要代表是干细胞；②观察淫羊藿总黄酮（EF）对大鼠肾上腺皮质干细胞的增殖再生作用。实验表明EF激活并增强了内源性肾上腺皮质干细胞的数量和功能；③进行了EF的单体成分淫羊藿苷（ICA）激活老年大鼠沉默干细胞研究，证明沉默干细胞能被温肾的ICA激活。

以上以沈自尹院士领衔的中医学"肾"本质的中西医结合研究为例，说明中西医结合科研，要有"与时俱进意识，密切关注国际前沿科学发展趋势，从而不断推出原创性成果。"即"博采众长，持之以恒，与时俱进"（沈自尹院士语）。

附： "藏象学说"是中医药学理论特点标志性核心理论之一，因此成为中西医结合研究的重要领域。除了上述沈自尹院士率其团队开辟了中医学"肾"本质系列研究外，全国各地中西医结合专家结合自己的专业开展了中医心、肺、脾、肝藏象学说的研究，如：

（1）北京中医药大学东直门医院廖家桢教授（1930—2014，福建省长汀县人），卫生部首届西学中研究班毕业。创办"中西医结合气血研究室"，开辟了中医"心"藏象研究，特别是对"心气虚"（证）进行系统的临床和实验研究。

（2）福建省中医研究所林求诚教授及广西中医学院齐幼龄教授等开辟了中医学"肺"藏象研究。

（3）北京中医研究所危北海教授等（北京市首届西学中研究班毕业）及广州中医药大学王建华教授等开辟了中医学"脾胃学说"及"脾胃"藏象研究。

（4）湖南医科大学（今中南大学湘雅医学院）中西医结合研究所金益强教授（西学中）率其团队，开辟了中医"肝藏象"系列中西医结合研究。

三、著名外科学家吴咸中院士与我国中西医结合治疗急腹症的研究

吴咸中院士（1925—，辽宁新民县人）。1948年毕业于沈阳医学院（原南满医科大学，现中国医科大学），1959～1961年参加卫生部举办的第二期西学中研究班（天津班），荣获卫生部颁发的金质奖章。是享誉国内外的著名外科学家、中西医结合医学家、中国工程院院士、国医大师。是我国中西医结合事业的主要开拓者，中西医结合治疗急腹症科学研究的奠基人。在他领导下1963年天津南开医院被确定为天津市中西医结合基地；1975年创建天津市中西医结合急腹症研究所，任所长；1997年创建天津市中西结合医院等。曾任天津医科大学校长、中华医学会副会长、中国中西医结合学会会长，现仍任中国中西医结合学会名誉会长，等等。

吴咸中院士及其率领的团队，以首创中西医结合治疗急腹症研究著称于国内外；是我国外科领域临床与实验相结合研究，高度重视基础实验研究的典范。

（1）临床上首先将中医"六腑以通用""不通则痛""通则不通"与"阳明腑实证"等中医理论、治则、治法及方药等，用于急性腹部外科病的治疗研究，明确了应用指征、使用方法等，充分发挥了中医理论在中西医结合外科临床的指导作用，以及相关方药在现代外科疾病治疗上的作用，并取得良好疗效。

（2）对中医"通里攻下"法及其方药如大承气汤、大承气颗粒冲剂等的药理作用进行了器官、组织、细胞、分子水平等一系列精细研究，逐步阐明通里攻下方药具有调节胃肠运动，清洁肠道，缩小内毒素池，保护肠道屏障（胃肠效应），改善腹腔脏器血运（腹腔效应）及免疫调节（整体效应）等作用，为通里攻下法在腹部外科疾病中西医结合治疗中的科学应用提供了现代理论基础。

（3）对急性坏死性胰腺炎、急性梗阻性化脓性胆管炎、急性腹膜

炎、腹部外科疾病所致急性呼吸窘迫综合征（ARDS）及多脏器功能失常综合征（MODS）等，采用中西医结合治疗的病死率和治愈率均达到国际先进水平，等等。

例如：对一组995例急性阑尾炎的统计，应用中西医结合治疗，非手术治疗成功率占93.6%，死亡率为0.2%；另一组溃疡急性穿孔1200例分析，用非手术方法治愈率占60%以上，并发症发生率在5%以下，死亡率在2%以下。

应用中西医结合方法治疗急性坏死性胰腺炎145例，死亡率降至16.8%，而单纯西医疗法的死亡率，在医疗条件先进的西方国家多在30%左右。对急性梗阻性化脓性胆管炎，采用经内镜鼻胆管引流及内服中药的中西医结合治疗，使该病的病死率下降到1.5%（国外病死率多在20%～50%之间）。用经内镜行十二指肠乳头括约肌切开取石、碎石，配合中药利胆排石治疗各类胆管结石969例，治愈率达90%以上。

这一领域的重大研究成果"通里攻下法在腹部外科疾病中的应用与基础研究"获2003年国家科技进步二等奖等。

吴咸中教授创立了"中西医结合外科学"新学科，创办了《中国中西医结合外科杂志》并任主编。代表性著作有《中西医结合治疗急腹症》《新急腹症学》《腹部外科实践》《中西医结合急腹症方药诠释》等。

吴咸中名言："当21世纪已经向我们走来的时候，我满怀信心地迎接中西医结合创新时代的到来。""中西医结合事业是永无止境的诗篇，自当奋力谱写之。"（选自《思路与足迹——吴咸中论文选续集》）

四、著名骨科专家尚天裕教授与我国中西医结合治疗骨折的研究

尚天裕（1917—2002，山西省万荣县人）。1944年毕业于西北医学院（现西安医科大学），1956～1958年参加天津市第一期西学中研

究班，结业后即在全国率先开创中西医结合治疗骨折研究，并创建天津市中西医结合骨科研究所并任所长。1975年遵照周恩来总理指示调任中国中医研究院任副院长，并创建中国中医研究院骨伤科研究所兼任所长，同时兼任天津市中西医结合骨科研究所所长。他是中国中西医结合学会骨伤科专业委员会的创建人，中国中西医结合学会常务理事等。

尚天裕教授是国内外著名中西医结合骨科专家，是我国中西医结合骨伤学科的开拓者和奠基人。他以辩证唯物主义思想为指导，遵循中医药学理论，吸取中西医骨伤科之长，创建了中西医结合治疗骨折的新理论、新方法、新体系，使我国中西医结合治疗骨折新疗法居世界领先地位。我国中西医结合治疗骨折研究取得的成就，在1970年国务院召开的全国中西医结合工作会议上受到周恩来总理表彰。

概括地讲，尚天裕教授在继承发扬中医治疗骨折的手法整复、小夹板固定、内外用中药等基础上，经过长期临床实践及生物力学等基础研究，创立"动静结合、筋骨并治、内外兼治、医患配合"等中西医结合治疗骨折新理论、新方法，突破了西医"广泛固定，完全休息"传统观念，取得了显著疗效。95%以上肢体功能恢复满意，骨折愈合时间比单纯西医方法缩短1/3，疗程缩短1/2，骨折不愈合率由5%～7%下降至0.04%等，国际骨科学界公认居世界领先地位。

尚天裕教授创立了"中西医结合骨科学"新学科；创办了《中国骨伤杂志》，并任主编。代表著作有《中西医结合治疗骨折》《中国接骨学》《尚天裕医学文集》等。

五、我国急救医学的创始人王今达教授与中西医结合急救医学研究

王今达教授（1925—2008，北京人）。1945年毕业于北京大学医学院。是国内外著名急救医学家，更是一位国内外著名中西医结合急

救医学家。在现代医学领域，他是我国急救医学的奠基者；在中西医结合医学领域，他是我国中西医结合急救医学的开拓者和奠基人。他在我国率先创办了天津市中西医结合急救医学研究所；率领他的团队首先开辟了急危重病的中西医结合临床和基础实验研究，硕果累累，推动了中西医结合急救医学的发展；领衔创建了中国中西医结合学会急救医学专业委员会并任主任委员，推动了我国中西医结合急救医学学术发展及国内外学术交流，扩大了中西医结合医学研究在国际上的影响。

1. 首创将中医活血化瘀法运用于中西医结合治疗急性弥散性血管内凝血（DIC）　早在1972年，王今达通过临床观察，敏锐地发现西医诊断DIC的临床表现（皮肤紫斑，或便血，衄血，脏器出血，舌质紫暗，脉涩或脉数等），符合中医血瘀证的临床表现。在国内率先用传统中药复方"血府逐瘀汤"加减治疗DIC，取得满意疗效。之后，便将活血化瘀法运用于中西医结合抢救各种原因引起的DIC，均可使病人在48小时内出血停止，凝血现象恢复正常，治愈率达73%，而且没有肝素和6-氨基己酸的缺点。学术界公认王今达教授是将中医活血化瘀法运用于治疗DIC的第一人。

2. 我国运用动物实验研究方法研究中医理论"肺与大肠相表里"的第一人　1978年，鉴于在急救临床常见的急性呼吸窘迫综合征（ARDS）病人多见腹部胀满，大便秘结，舌苔黄燥，脉象洪大等肠道功能紊乱的症状。同时，也发现许多有严重肠道功能异常的病人，如各种原因引起的麻痹性肠梗阻、肠扭转、坏死性肠炎等，常伴发急性呼吸衰竭或ARDS。于是王今达教授联想到中医藏象学说的"肺与大肠相表里"理论，并在全国率先采用临床与实验研究（创造了钳夹动物肠系膜上动脉造成缺血性肠道功能紊乱致肺损害模型）相结合的方法，开展了对中医"肺与大肠相表里"理论的研究。不仅是我国运用动物实验研究方法研究中医"肺与大肠相表里"的第一人，而且在国内外最早证实了肠源性内毒素血症及菌群移位等可导致ARDS。从而提出对伴有肠道功能紊乱的ARDS患者，采用中药"凉膈散"，并重用大黄，上清下泻及西医呼吸支持疗法等中西医结合治疗阳明腑实证ARDS，收到显著疗效，患者肺换气功能迅速好转，一般在泻下后24小时内动脉血氧分压（PaO_2）即能近正常。

3. 首创"菌毒并治"中西医结合新概念、新理论、新方法治疗多脏器功能失常综合征（MODS） 20世纪80年代初，王今达教授在全国率先开展中西医结合救治多脏器功能衰竭（MOF），现称多脏器功能失常综合征（MODS）的临床与实验研究。那是在导致MODS的内毒素血症（脓毒症）的抗内毒素治疗的难题，病死率几乎是100%，一直困扰着国内外医学界的时候，也是国际上正热衷于感染性MODS防治研究的时候，王今达教授等在一系列临床及实验研究基础上，通过中西医结合思维，发明了针对细菌感染，应用西药抗生素抗菌；针对内毒素，运用清热解毒、活血化瘀中药解毒、抗毒（拮抗内毒素）的中西医结合治疗方法，并命名为"菌毒并治"法，救治感染性MODS。而且成功研制出具有拮抗内毒素作用的中药复方"神农33号"静脉注射剂（"清瘟败毒饮"加减研制而成）。

运用"菌毒并治"中西医结合新概念、新理论、新方法治疗MODS，使国际上一般认为四个以上（含四个）脏器衰竭的MODS病人的病死率由100%下降至50%以下。居国际领先，并博得国际急救医学界的认同和赞誉。

随着现代分子生物学及分子生物医学的发展，王今达教授率领其团队又与时俱进地从分子医学水平研究MODS的发病机制等。研究证明，"菌毒并治"能防治菌毒血症（脓毒症）和内毒素介导的细胞炎性因子过度分泌造成的MODS。经进一步研究，又提出"细菌—内毒素—炎症介质并治"（简称菌、毒、炎并治）新概念，并研究开发成功具有广谱拮抗内毒素、保护内皮细胞、降低浓毒症患者炎症因子如肿瘤坏死因子-α（TNF-α）、白细胞介素-6（IL-6）等，调节免疫反应，改善微循环，避免内毒素攻击所致组织损伤等作用，并具有细菌、内毒素、炎症介子并治功效，有效治疗脓毒症的中药二类新药"血必净"注射液（红花、当归、丹参、赤芍、川芎等，由"神农33号"研制而成）。是当前治疗脓毒症和MODS唯一有效的药物，其有效率达85%以上，使MODS的病死率显著下降。目前该药已在全国各地医院普遍应用。

在王今达教授领衔的一系列创造性科学研究中，对学术界影响最大、最深远的当属"菌毒并治"的新概念。这一新概念的内涵不仅是一种方法或一个方法学概念，还是一种理论概念，一种富有中西医结合思想的治疗学理论概念。这一概念的内涵反映的是一种学术思想，是中西医结合思想和理论思维始终贯穿于脓毒症和MODS防治的临床与实验研究而形成的科学认识的结晶。如果没有中西医结合思想和理论思维，或未达到中西医结合理性层次的认识，难以创造出这样几乎接近融会贯通中西医之长，富有中西医结合思想内涵的新概念。因此，"菌毒并治"新概念的创造，不仅给人们带来中西医结合研究的新思路、新方法的启示，更为人们在中西医结合研究中如何运用理论思维、逻辑思维创造新理论、新概念，如何创新中西医结合研究等带来示范和启示。

4. 首创"急性虚证"新概念 王今达教授通过对300多例急危重病人临床观察，发现各种急危重症病人出现的急性肾衰竭和急性免疫功能低下等，其共同表现多见：面色㿠白，神疲懒言，胃纳极差，舌淡，脉微弱等一派虚象。综合判断这些虚象，若仅辨证诊断为"虚证"，则缺乏对急危重症病人之"虚象"急、危、重特性的表述，即缺乏其发生的急速性、危及病人生命的严重性、须及时救治的警示性的表述。于是，王今达教授结合急救医学的临床实际，通过理论思维，将其命名为更切合急、危、重症病人临床实际的"急性虚证"（包括"急性气虚证""急性血虚证""急性阳虚证""急性阴虚证"）。创造了一个与中医传统理论"久病多虚"（慢性，治以调补为法）之说或内涵截然不同的新概念。这一新概念的创造，不仅鲜明地突出表述了急危重症病人"虚证"的急性特点和必须紧急处理或抢救的警示性，有利于指导急救医学的临床实践；而且是对中医学传统"虚证"概念的突破和创新。

5. 率先系统研究、总结出中西医结合救治急危重病中医治疗的"四证四法" ①热毒证（严重感染）与清热解毒法；②血瘀证（急性凝血机能障碍、急性弥散性血管内凝血、急性微循环障碍）与活血化瘀法；③急性虚证（急性肾衰竭、急性免疫功能低下）与扶正固本法；④阳明腑实证与通里攻下法，在危重病症抢救中的应用和应用基础研究。显示出王今达教授及其团队在急危重症中西医结合临床研究及实验研究中，善于发现和总结共性规律的科学思维能力。

王今达教授创立了《中西医结合急救医学》新学科；创办了《中西医结合急救医学杂志》等。

六、国内外著名中西医结合医学家陈可冀院士与血瘀证及活血化瘀研究

陈可冀（1930—，福州市闽侯人），1954年毕业于福建医学院。中国科学院资深院士，中国中医科学院首席研究员及终身研究员，国内外著名中西医结合医学家、国医大师。曾任中国中西医结合学会会长，现任中国中西医结合学会名誉会长、中国中西医结合杂志及中国结合医学杂志（英文版）主编等。为我国第一代中西医结合医学家和我国中西医结合事业的主要开拓者、奠基人；是培养中西医结合硕士、博士、博士后等中西医结合高级人才的最杰出导师；是投身于中医药及中西医结合医学研究而取得重大成就和促进国内外中西医结合学术交流的最杰出的学者。是我国血瘀证与活血化瘀研究现代学派的创始人、奠基人。是我国"西学中"人"毕生从事中西医结合事业，海枯石烂矢志不渝"的典范。

1. 首创活血化瘀"冠心Ⅱ号"方治疗冠心病心绞痛　1970年，周恩来总理主持召开全国中西医结合工作会议，提出要加强冠心病的防治研究。陈可冀教授与同科室（中医研究院西苑医院心血管病科）著名中医药学家郭士魁教授一起，通过临床观察，认为冠心病心绞痛的中医病机多属"血脉瘀滞"。于是，他们首创活血化瘀"冠心Ⅱ号"方（丹参、川芎、红花、赤芍、降香）治疗冠心病心绞痛。

1971年，以著名心血管专家吴英恺院士为组长的北京地区冠心病防治研究协作组成立。该协作组包括中医研究院（现中国中医科学院）西苑医院（陈可冀教授及郭士魁研究员为中医、中西医结合主要成员）、中国医学科学院阜外医院、北京友谊医院、解放军总医院等十多家医院的心血管科专家，"多中心"联合，共同对"冠心Ⅱ号"方的临床与基础进行了系统研究。这在我国中西医结合科研史上属首次。北京地区冠心病防治协作组采用冠心Ⅱ号方（片剂）治疗冠心病心绞痛600例近期疗效：总有效率达83%，其中显效率为25.8%；治疗后硝酸甘油停减率为74.2%；心电图总有效率为25.8%。之后又观察了用该方治疗1~4年的164例冠心病心绞痛病人的疗效：心绞痛的显效率为19.51%~48.98%，总有效率为89.63%~93.88%；心电图显效率11.79%~29.17%，总有效率37.14%~66.67%。均证实该方治疗冠心病心绞痛有较好临床疗效。

1976年，将该方研制成静脉注射剂，用于治疗急性缺血性脑血管病，有效率达97%，其中治愈及显效占65%。

1980年，由北京同仁堂提炼厂将冠心Ⅱ号方中五味中药的有效单体粗提物研制成新剂型"精制冠心片"。又对112例冠心病心绞痛患者采取随机双盲分组，分阶段对照临床观察口服精制冠心片的疗效。结果：心绞痛的疗效，治疗组总有效率达84.4%，安慰剂组为16.1%；心电图有效率，治疗组为40.9%；安慰剂组为9.7%。差异均非常显著（$P<0.001$）。

1982年，陈可冀教授等在《中华心血管病杂志》发表了"精制冠心片对冠心病心绞痛双盲法治疗112例疗效分析"，为我国中医药及中西医结合领域的第一篇"多中心随机对照试验（RCT）"临床研究报告，开辟了中医药及中西医结合RCT研究先河。

基础研究方面，实验研究证明冠心Ⅱ号方具有抑制血栓形成，溶解红血栓，提高纤溶酶活性，降低血浆第13因子（纤维蛋白稳定因子）活性，抗心肌及周围血管内血小板聚集，缩小实验动物心肌梗死面积，减轻心肌梗死病变程度，扩张血管，解除平滑肌痉挛，增加冠脉流量等作用，为冠心Ⅱ号方治疗冠心病心绞痛提供了理论基础，同时为中西医结合临床科研的"应用基础研究"发挥了示范作用。

冠心Ⅱ号方的研究，带动了全国运用活血化瘀方药治疗冠心病的研究，同时推动了全国对活血化瘀中药的研究。

2. 倡导活血化瘀药的化学、药理、有效成分研究，首创活血化瘀中药川芎的有效成分川芎嗪治疗缺血性脑血管病　陈可冀院士在其主编的活血化瘀药研究专著《活血化瘀药化学药理与临床》中讲到"要紧的是我们对中药包括活血化瘀药物研究时，切不可只重视自己固有的理论，只满足于一般药效学的观察，而不认真负责地考虑到从化学到药理研究到临床研究的系统性和完整性，做到'继承不泥古，发扬不离宗'"，"中药研究的进一步开发应用和理论研究，不可轻视化学工作"，"探明活血化瘀药的有效成分，是非常重要的……只有明确了有效成分，才便于改进工艺，改革剂型，去粗取精，保留有效成分，去掉有毒及无效成分，从而达到提高疗效，减少毒副作用与方便临床使用的目的"，"为了表达这一思路并作开拓的尝试……"

（1）率先应用活血化瘀中药川芎的有效成分川芎嗪注射液治疗缺血性脑血管病。1974年北京制药工业研究所研制成功川芎嗪（四甲基吡嗪）注射液。陈可冀院士在运用"冠心Ⅱ号"方（川芎是其成分之一）治疗冠心病的研究中，首先观察到川芎嗪具有降低冠心病患者血小板聚集性和表面活性，提高纤维蛋白溶解活性以及预防体外血栓形成等作用，随即联想到心-脑血管的相关性，则率先应用川芎嗪注射液治疗缺血性脑血管病获效，并与北京协和医院、北医一院、宣武医院等20多家医院协作，治疗500例，获得明显疗效，且安全，未发现毒副作用。随即推广到全国各地。至今，川芎嗪注射液已普遍应用于临床。陈可冀院士还主编出版专著《川芎嗪化学、药理和临床》，系统论述了川芎、川芎嗪的化学、药理、临床应用的研究进展。

（2）对赤芍苷的抗血小板效应、元胡碱的抗心律失常作用等多种活血化瘀药物的有效成分进行了深入研究。

这些开创性研究，带动和促进了活血化瘀药物有效成分研究的发展。

3. 陈可冀院士首创运用活血化瘀中药"芎芍胶囊"防治"冠心病介入治疗"后再狭窄。经皮腔内冠状动脉成形术（PTCA）及冠状动脉内支架植入术等，已成为治疗冠心病的有效治疗方法。但如何解决术后冠状动脉的再狭窄问题，虽然在临床上已经提出改进冠脉内支架（如药物洗脱支架）、斑块旋切术、β射线照射等方法，以及应用药物如抗血小板制剂、肝素、冠脉扩张剂、血管紧张素转换酶抑制剂（ACEI）、鱼油等防治方法，但仍是全世界医学界关注的重大研究课题。

1996年，陈可冀院士率领其团队针对"冠心病介入治疗"（PCI）后再狭窄这一世界医学界普遍关注的问题，在全国率先开展了冠心病介入治疗后再狭窄的中医药防治研究。

首先，陈可冀院士通过中西医结合理论思维，认为冠心病介入治疗后再狭窄的形成与中医学理论的"心脉痹阻"或"心脉不通"类同，其病因病机为血管内膜损伤，基底膜暴露等，发生局部炎症性反应、血管平滑肌增殖、胶原沉积和血栓形成等一系列病理改变导致的瘀血滞留、心脉痹阻、血脉不通。所以"再狭窄"属于中医学"血瘀证"范畴。因此，他在国内最早提出"活血化瘀"是防治冠心病介入治疗后再狭窄的重要法则。

陈可冀院士作为我国现代"血瘀证学"的奠基人，是系统研究我国中医学史上有关"血瘀""血瘀证"及"活血化瘀"等理论与实践的大家，对研究"血瘀"理论和"活血化瘀"治法、方药等颇有造诣、独创，对清代著名医家王清任创造的活血化瘀诸方非常重视。其中血府逐瘀汤是陈院士临床最常用、研究最多的方剂之一。如他在国内首先应用彩色多普勒超声方法，评价血府逐瘀汤制剂对颈动脉粥样硬化的疗效；从分子水平研究、探讨了血府逐瘀汤防治动脉粥样硬化的机理等。因此，他首选了王清任原创的著名活血化瘀复方"血府逐瘀汤"防治冠心病介入治疗后再狭窄的实验和临床研究。

（1）血府逐瘀浓缩丸的研究　实验研究：首先将"血府逐瘀汤"研制成"血府逐瘀浓缩丸"，并研究制备"纯种新西兰家兔髂动脉粥样硬化模型。分组（血府逐瘀浓缩丸组、美降脂组、空白组）对照实验观察血府逐瘀浓缩丸对该动物模型经皮血管腔内成形术（PTA）后再狭窄的作用。

研究发现：①再狭窄率血府逐瘀浓缩丸组为27%，美降脂组为62%，空白对照组为90.09%；血府逐瘀浓缩丸组明显低于其他两组（$P<0.01$）。②三组髂动脉腔内径分别为1.82±0.46mm、0.96±0.7mm及0.7±0.53mm。血府逐瘀浓缩丸组明显优于其他两组（$P<0.01$）。③观察到该方可使实验性动脉粥样硬化家兔主动脉内膜斑块面积、内膜斑块面积与中膜斑块面积比值，以及冠状动脉病变发生率明显降低，预防经皮血管腔内成形术后髂动脉内膜增厚、平滑肌细胞增殖及再狭窄的形成；能降低兔血脂，抑制动脉硬化斑块形成，减少血小板衍化生长因子（PDGF）表达，抑制血管平滑肌细胞（VSMC）的DNA合成，使细胞从G_1期进入S期的进程受阻，调节血浆内皮素及降钙素基因相关肽水平等。从分子水平阐述了该方抑制血管平滑肌细胞增殖的机理。

实验研究说明血府逐瘀浓缩丸对防治家兔动脉硬化经皮血管内成形术后再狭窄有一定作用。

安全性实验研究：通过鹌鹑、成年杂种狗、Wistar大鼠、SD大鼠、昆明种小鼠等动物实验，结果表明血清酶学指标及急、慢性毒性试验等，均处于正常范围内。

临床研究：在上述实验研究基础上，将血府逐瘀浓缩丸用于临床防治冠心病介入治疗后再狭窄，表明该药具有一定的抑制再狭窄形成、减少术后心绞痛、改善患者血瘀状态等作用。

另外，课题组还随机分组对照研究了血府逐瘀浓缩丸防治冠心病冠脉内支架植入术后84例病人再狭窄的临床疗效。结果表明，该药可明显改善冠脉内支架植入术后病人血瘀状态、减少术后心绞痛的复发，加中药组和西药常规治疗组再狭窄发生率虽无统计学差异，但加中药组再狭窄发生率较西药组低。临床观察证实血府逐瘀浓缩丸对预防介入治疗后再狭窄确有疗效。

（2）芎芍胶囊的研究

①简化和精制已被证实对预防介入治疗后再狭窄确有疗效的血府逐瘀浓缩丸（原方为11味药）。在拆方研究了血府逐瘀浓缩丸组成药物的有效部位基础上，选择血府逐瘀浓缩丸的两味主药川芎、赤芍有效部位川芎总酚和赤芍总甙研制成"芎芍胶囊"。

②经"芎芍胶囊对猪冠状动脉球囊损伤后血管重塑的影响"的动物实验研究，证明芎芍胶囊可明显抑制猪冠状动脉球囊扩张损伤后的病理性血管重塑（血管重塑对猪冠状动脉球囊扩张损伤后期的管腔狭窄具有重要作用，被认为可能是导致经皮冠状动脉腔内成形术后过度修复和再狭窄的主要机制）。从而减少术后管腔丧失，预防再狭窄的形成。

③研究表明：芎芍胶囊具有抑制猪冠状动脉球囊损伤后内膜增生，减少新生内膜中胶原沉积，抗血小板活化，抑制平滑肌细胞增殖，诱导膜内增殖平滑肌细胞凋亡等作用，从而为芎芍胶囊预防冠心病介入治疗后再狭窄的临床应用提供了理论基础。

临床研究：选择北京医科大学第三临床学院及首都医科大学附属

安贞医院经皮腔内冠状动脉成形术及冠脉内支架植入术后成功的冠心病患者65例，随机分为对照组（西药常规治疗组）和加中药组（西药常规加芎芍胶囊）。对两组患者治疗6个月的心绞痛复发、血瘀证积分值、冠脉造影等进行随访观察。结果：①加中药组28例中，复发心绞痛6例，对照组37例中，复发心绞痛18例，加中药组心绞痛复发率显著低于对照组（$P<0.05$）；②复查冠脉造影者共26例，其中加中药组10例，再狭窄4例；对照组16例，再狭窄13例，两组比较再狭窄发生率有显著差异（$P<0.05$）；③两组患者治疗前后血瘀证积分值比较：治疗前，两组血瘀证积分值无显著差异（$P>0.05$）；治疗6个月，加中药组及对照组血瘀证积分值均下降，较治疗前均有显著差异（$P<0.01$）；两组间比较亦有显著差异（$P<0.01$）；两组治疗前后比较亦有显著差异（$P<0.01$）。

结论：芎芍胶囊可明显降低冠脉介入治疗后的冠脉造影随访再狭窄的发生，减少心绞痛复发，改善患者血瘀状态。血瘀证的轻重程度是冠脉介入治疗后再狭窄发生与否的重要影响因素。提出"血瘀证积分值>25"可考虑作为冠脉介入治疗后再狭窄发生的预测因子之一。

4. 成立中国中西医结合研究会第一个专业委员会——活血化瘀专业委员会

（1）积极组织全国中西医结合各学科专家结合各学科临床实践，开展血瘀证及活血化瘀研究，并组织国内或国际学术交流，不断促进血瘀证与活血化瘀研究的学术发展。

（2）领衔研究制定《血瘀证诊断标准》（第一次全国活血化瘀学术会议）；《血瘀证诊断标准》（第二次全国活血化瘀学术会议修订）；《血瘀证诊断参考标准》（血瘀证研究国际会议）。

（3）1990年领衔主编出版了中国中西医结合学会组织编写的《血瘀证与活血化瘀研究》。1999年领衔主编出版了活血化瘀专业委员会组织编写的《实用血瘀证学》，等等。

使"血瘀证与活血化瘀"的临床和基础研究以及血瘀证与活血化瘀研究的国内外学术交流，成为我国中西医结合科研最为活跃、最有成就的领域之一。

综上所述，陈可冀院士不仅首创运用活血化瘀冠心 II 号治疗冠心病心绞痛取得显著临床疗效，从而带动了全国对冠心病的中医药及中西医结合治疗的研究，使我国中医药及中西医结合防治冠心病的基础和临床研究居国际领先地位。并率领其团队，首创以活血化瘀方药（血府逐瘀汤制剂→血府逐瘀浓缩丸→"芎芍胶囊"）防治冠心病介入治疗后再狭窄获得成功；在揭示中医"血瘀证"现代科学内涵、血瘀证诊疗规律、活血化瘀中药作用机理及其临床应用基础研究等方面均取得重大突破性成果。因此，以陈可冀院士领衔的"血瘀证及活血化瘀研究"荣获2003年度国家科技进步一等奖。这是中华人民共和国建国以来，中医药及中西医结合科研首次荣获的最高奖项。

七、屠呦呦教授与"诺奖级成果"中药青蒿—青蒿素的研究

中国中医科学院中药研究所终身研究员屠呦呦教授（1930—，浙江宁波人），1959年毕业于北京医学院药学系，1959～1962年参加卫生部举办的"西医离职学习中医研究班"学习。为我国"西学中"老前辈和国内外著名中西医结合药学家。是驰名全球的抗疟新药青蒿素及双氢青蒿素等研创者和发明人。其科研成果在国内曾获"国家发明奖""全国十大科技成就奖"等。

她在我国组织的"523"（1967年5月23日启动）抗疟药物研究任务中，受中医文献晋代葛洪著《肘后备急方》载"青蒿一握，以水二升渍，绞取汁，尽服之，截疟"的启发，研究成功用乙醚低温提取青蒿素；并以中药青蒿研制成功抗疟新药青蒿素及其衍生物双氢青蒿素，成为中国第一个自主创新研究开发成功的"一类新药"（1986年）。其临床研究完全达到WHO抗疟新药的各项研究技术要求，它对

抗氯喹型疟疾、凶险疟疾、脑疟疾的疗效达到国际先进水平。已广泛应用于世界各地高疟流行区，挽救了数百万人的生命。

2011年度拉斯克奖于9月12日公布，中国科学家屠呦呦获拉斯克－狄贝基临床医学研究奖，以表彰她"发现了青蒿素———一种治疗疟疾的药物，在全球特别是发展中国家挽救了数百万人的生命"。

拉斯克奖由有"现代广告之父"之称的美国广告经理人、慈善家阿尔伯特·拉斯克和夫人玛丽·沃德·拉斯克于1946年创立，以表彰在医学研究领域作出突出贡献的在世科学家、医学研究者和公共服务人员或机构。自创立65年来，共有300多位科学家获奖，屠呦呦是第一位获此奖的中国大陆科学家。

拉斯克奖被誉为生物医药领域仅次于诺贝尔奖的大奖。自1962年起，获此项医学奖的科学家中有半数以上在随后的两年里又获得诺贝尔奖。获奖者以美国人为主，约有25%的获奖者来自其他国家。

拉斯克基金会网站详细介绍了屠呦呦发现青蒿素及其应用于疟疾治疗的工作。文章指出，几千年来，疟疾肆虐，蹂躏人类文明，2000多年前中国医书《五十二病方》首次记载了青蒿的药物功能，公元340年间葛洪《肘后备急方》记载了青蒿用于抗疟治疗。在中国政府于1967年5月23日启动的"523项目"中，屠呦呦先锋性地发现了青蒿素，开创了疟疾治疗新方法，世界数亿人因此受益，未来还会有更多的人们将受益。

年过八旬的女科学家屠呦呦，因发现青蒿素而获拉斯克奖，离诺贝尔奖仅一步之遥！这个消息在美国引起了轰动。美国《细胞》杂志发表了标题为"青蒿素：源自中草药园的发现"文章指出，在基础生物医学领域，许多重大发现的价值和效益并不在短期内显而易见。但也有少数，它们的诞生对人类健康的改善所起的作用和意义是立竿见影的。由屠呦呦和她的同事们一起研发的抗疟疾药物青蒿素就是这样的一个例子。

最新报道：屠呦呦研究员因在抗疟领域的突出贡献又荣获美国

2015年度"华伦·阿尔波特奖"。这是该奖自设立以来，首次颁发给中国学者。

报道说：屠呦呦教授是中国中医科学院523工程的带头人，该项工程由中国政府设立，旨在寻找有效的抗疟药物。她和她的团队成功研制出青蒿素药物，至今该类药物仍然是世界范围内最主要的抗疟药物，成功挽救了数百万人的生命。

华伦·阿尔波特基金会于1987年由美国慈善家华伦·阿尔波特设立。迄今为止，该奖已经授予51位学者，其中7人后又获得诺贝尔奖。

该奖将于今年10月1日在哈佛医学院举办的专场研讨会上向三位获奖人颁发。

基于国际上对屠呦呦教授先锋性发明青蒿素的高度评价，以及绝无仅有的一个青蒿素的研制成功，分别荣获两项国际大奖！另外，2011年还荣获了"葛兰素史克（GSK）中国研发中心生命科学杰出成就奖"。因此称之"诺奖级成果"（诺贝尔医学奖级成果）或准"诺奖级成果"当之无愧。

从中药青蒿研制成功青蒿素及双氢青蒿素等抗疟新药，不仅是对维护人类健康做出巨大贡献，而且在人类医药发展史上具有里程碑性伟大的科学意义；不仅再次证明了"中国医药学是一个伟大的宝库"，而且，示范性地提示应当如何"努力发掘，加以提高"等，给人们、特别是给中医及中西医结合研究带来极其深刻的启发。

（1）国际上公认我国药学家屠呦呦等，从传统中药青蒿，研发成功抗疟新药青蒿素，造福人类，是人类医药史上的一大创举，是对人类医药学发展的重大贡献。也是1949年中华人民共和国成立以来，中国"西学中"药学家，继承发扬中医药学研发成功的、获得国际认可的，特别是WHO认可和推荐在全世界应用的第一个自主创新药物。

（2）青蒿素是一种全新化学结构、抗疟疗效突出的新药。研究证明，青蒿素的化学结构与作用方式与过去的抗疟药物完全不同，是一种新型的倍半萜内酯，只含碳、氢、氧三种元素。而抗疟活性又与倍半萜内酯中的过氧基团密切相关。它的发现，打破了既往认为抗疟药物必须具有含氮杂环的传统观念。因此，青蒿素的研发成功，被全世界认为是抗疟史上继喹啉类药物之后的又一新发现和重大突破。

因此，1981年6月，WHO在我国召开的"青蒿素专题座谈会"上，与会国内外专家一致认为这一新发现，不仅仅增加了一种新药，更重要的意义在于发现这种新化合物独特的化学结构，这将为进一步设计合成新药提出方向。它的发现带动了国际抗疟药物的研发和抗疟工作的新进展。

（3）青蒿素及双氢青蒿素的研发成功，再次表明中药研究只有把有效成分（物质）搞清楚，才能充分了解其性质，按其特点充分发挥其作用。如"研制符合临床要求的剂型，要掌握有效成分的理化性质；只有把有效物质搞清楚，才能建立含量测定方法；对药理作用的一系列研究，也需有明确的有效成分为前提等。搞清物质与功能这一实质问题，才能使研究工作不断深化。"正如《素问·气交变大论》曰"善言气者，必彰于物"，"气"即"气化"或"化气"，功能也；"物"即自然界万物，物质也。王冰注"善言气者，必彰于物"，"化气生成，万物皆禀，故言气应者，以物明之，故曰善言应者，必彰于物也。彰，明也"。指出"言气应者，以物明之"的功能与物质的关系。"必彰于物"者，对于中药来说，即如屠呦呦教授强调的"把有效物质搞清楚""搞清物质与功能这一实质问题"，即是对"善言气者，必彰于物"这句中医经典论述的精准全释。充分说明中、西医药学理论认识是相通的。因此，运用现代科学包括现代医药学技术手段、方法对"中药有效成分的研究"，与中医理论完全一致。传统中医药的研究，只有真正做到继承与发扬相结合，传承与创新发展相结合，传统的研究方法与现代科学包括现代医药学研究方法相结合，才能科学地揭示传统中医中药的现代内涵，像诺贝尔生理学或医学奖评委让·安德森评论："屠呦呦的研究为科研人员打开了一扇崭新的窗户。这扇窗户也是对中医中药内涵的再发掘。"

另外，从传统中药原创的青蒿"截疟"——青蒿素的"抑制疟原虫"治疗疟疾的创新研究，表明中西医药学之间的差异不是本质性差异，只是古与今之差异，传统中医药学理论与现代医药学理论之差异，术语、文字的差异，宏观认识与微观认识的差异，方法或方法论的差异等。这对我们如何看待中西医药学，如何认识中西医药学的互补关系，为什么要"中西医药学结合"研究，为什么要中西医结合等，都带来深刻启示。

（4）抗疟新药青蒿素之所以在中国研究成功，在中国中医科学院研究成功，一是我们有中医药学这一伟大宝库；二是有20世纪50年代以来国家培养的西学中、中西医结合人才，并与他们坚信、执着地追求、挖掘寓于中医药宝库中的精华、坚韧不拔的拼搏奉献精神和不懈的努力探索是分不开的；三是在认真继承、整理、发扬中医药学理论和实践经验基础上，充分应用现代科学包括现代医药学技术与方法。屠呦呦研究院说："中医药科学是一定要在认真继承基础上，沿着与现代科学相结合的方向去更快发展、发扬的。"

（5）在"努力发掘"上狠下功夫。如在文献研究上，从系统收集历代医籍、本草著作、地方药志、人民来信、老中医经验等入手，收集了包括植物、动物、矿物等2000多个方药，又从中归纳整理出200多个方药组织筛选，历经380多次失败！最终还是从晋代葛洪著《肘后备急方》得到启发，研究成功用乙醚低温提取青蒿素，从中药青蒿中发掘出抗疟新药青蒿素。提示中医药文献研究的重要性。

（6）青蒿素及双氢青蒿素的研发成功，为我们树立了中药的中西医结合研究典范，表明中国的科学家，有能力赶超世界先进水平，为攻克世界医学难题做出贡献，为填补世界医药学空白作出贡献，为全人类做出贡献。

特别是展示了中西医结合研究的光明前景！增强了西学中人员学好中医药学，继承发扬中医药学，开展中西医结合研究的信心和信念！

人们非常感谢我们的西学中老前辈屠呦呦教授在继承发扬中医药

学和中西医结合研究上取得的重大成果，她为我们树立了中西医结合科学家的榜样!

　　附：就在2015年9月29日，本学术讲座"我国开创的中西医结合科研及其启示"结束后的第6天，2015年10月5日，中央电视台便播出了中国女科学家屠呦呦教授荣获诺贝尔生理学或医学奖的振奋人心的特大喜讯! 震惊了整个中国科学界! 中国大陆土生土长的药学家屠呦呦教授终于为祖国赢得了世界公认的崇高奖赏——诺贝尔生理学或医学奖!

八、著名生理学家韩济生院士与针刺镇痛及针麻原理的中西医结合研究

　　1. 神奇"针刺麻醉"手术的发明与临床应用　　中医运用针灸疗法止痛、治疗各种痛症，已有几千年的实践经验，历代文献均有记载。但迄今尚未发现古代中医药文献有关将针刺止痛运用于手术止痛的记载。据研究报道，唐代《集异论》一书中有唐代大臣、政治家兼医学家狄仁杰（630—700，山西太原人）用针刺止痛，为一患儿摘取鼻部疣赘的记载："狄梁公性闲医药，尤妙针术……有富室儿，年可十四五，鼻端生赘，大如拳石，根蒂缀鼻，触之酸痛刻骨……痛楚危极，顷刻将绝……公令扶起，即于脑后下针寸许，乃询病者曰：'针气'已至病处乎? 病人颔之，公遽递出针，而疣赘应手而落，双目瞪如初，似曾无病痛。"

　　此项记载虽非正式医案，确是将针刺止痛用于手术止痛的史实记录。被认为是中医针刺麻醉史上的珍贵史料。

　　1958年，在各省、市、自治区举办西学中班的同时，掀起了西医学习中医的"群众运动"，让更多西医得以学习中医药知识的机会。凡学了中医药知识的西医，都努力结合自己的专业，在医疗实践中探索着中西医结合。针刺麻醉的发明和临床应用，正是西学中人员临床探索的产物。

（1）1958年，上海第一人民医院耳鼻咽喉科住院医师尹惠珠和她的同事，在针灸科医师的帮助下，学会了简单的针刺操作技术，掌握了几个常用穴位。在给扁桃体局麻术后咽喉伤口疼痛的病人针刺两侧合谷穴之后，能即刻止痛，顺利进食。她受针刺穴位能减轻疼痛的启示，想到是否可以用于术前针刺穴位代替麻醉防止疼痛，进行扁桃体摘除术。

1958年8月30日，尹惠珠首次拟定为一名叫沈纪根的患者采用针刺双侧合谷穴，用传统针刺手法止痛，进行扁桃体摘除术。在没有注入任何麻醉药的情况下，她试用手术器械触碰肿大的扁桃体，发现病人并未感到明显的疼痛和不适。尹惠珠随即顺利进行了扁桃体摘除术。整个手术过程中，病人仅有轻度恶心和局部少量出血，手术情况良好。成为世界上第一个仅用针刺止痛顺利完成扁桃体摘除术的病例。之后，他们继续进行了针刺止痛代替麻醉药摘除扁桃体手术的临床观察。并对47例病人进行总结，表明以针刺代替药物麻醉的手术成功率为80%。撰写了《针刺代替药物麻醉为临床麻醉开辟了新的道路》的论文，发表于《中医药研究工作资料汇编（第二辑）》。成为我国，也是世界上第一篇"针刺麻醉"论文。

（2）1958年12月5日，西安市第四人民医院耳鼻喉科主治医师孟庆禄，应用电针刺激病人双侧内关和太冲穴，行电针麻醉，成功完成了一例（电针麻醉下）扁桃体摘除术。原来，该患者害怕打针和手术，情绪紧张。在给病人手术前，行电针刺激的目的是让病人的情绪稳定。就在推注局麻药物之前，孟医生试着用手术钳夹了一下病变扁桃体，病人未觉得疼痛。于是他索性不用局麻药便将两侧扁桃体摘除了。时间共用20分钟，病人没有明显痛苦。

这样，产生了我国第一个采用电针麻醉顺利完成扁桃体摘除术的病例。这一成功在全院引起震动，口腔科、妇科、外科都纷纷开展起电针麻醉下的手术。

（3）1959年12月，西安人民出版社出版了由西安市医学科学研究所针刺麻醉研究室编写的《针灸麻醉》，是我国关于针刺麻醉研究的第一部专著。

（4）1960年，上海第一结核病医院裘德懋教授与上海市针灸研究所合作，首先完成了针刺麻醉下的肺叶切除术。他们从1960年6月至1961年7月，共做针麻下肺叶切除术42例，其中成功37例。到1965年共行针麻下肺叶切除术186例，成功177例，占95.5%，失败9例，占4.5%。

（5）1965年11月，上海医科大学附属华山医院神经外科陈公白医师和他的同事们，首次用针刺麻醉，开颅手术，成功为病人摘除了脑部肿瘤。至1966年2月共完成28例，全部获得成功。

（6）1966年10月起，上海胸科医院与上海市针灸研究所合作，对12名二尖瓣狭窄、心功能在二、三级的患者进行针刺麻醉下手术治疗，取得良好效果。

（7）到1966年，全国已有14个省市开展针刺麻醉手术。并完成8734例针麻手术。

（8）1972年美国总统尼克松访华，访华团参观了我国著名中西医结合胸外科专家辛育龄教授在针麻下肺叶切除术，震惊了美国和全世界，引起美国乃至世界各国对针刺镇痛及针麻原理的研究。

由此可见，是我国西学中人员受传统中医针刺疗法可止痛的启示，首先试探性地将针刺止痛运用于手术止痛，获得不用药物麻醉而用"针刺麻醉"的手术成功，并逐步扩大临床应用，积累经验，形成了我国独创的"针刺麻醉"新概念和医学麻醉学史上新的"麻醉"方法。

据报道，针麻及针药结合复合麻醉，已用于100多种手术，包括针麻下体外循环心内直视手术，针刺复合麻醉肾移植、喉再植，深部颅脑肿瘤等高难度手术。临床已开展了共200多万例，总结了针麻及针刺复合麻醉临床应用的规律。

2. 韩济生院士与针刺镇痛及针麻原理的中西医结合研究　韩济生（1928—，浙江萧山人），1952年毕业于上海医学院。著名生理学家，北京医科大学生理学教授、生理教研室主任、北京大学神经科学研究所所长、中国科学院院士。是中国疼痛医学的创始人，国际著名疼痛学家。曾任哈尔滨医科大学、北京中医学院生理学教授、卫生部医学科学委员会（生理学及针麻专题委员会）委员、国家神经生物学重点学科主任、瑞典隆德皇家科学院国际院士、美国国立卫生院（NIH）科学顾问、WHO学术顾问等等。是针刺镇痛、针麻原理中西医结合研究的国际著名生理学家。

1965年，韩济生教授开始投身于针刺镇痛和针麻原理的研究，但因"文革"而中断，直到20世纪70年代初才根据周总理的指示重新启动针刺镇痛及针麻原理的研究。

20世纪70年代，国外已取得神经生理及神经分子化学等机理研究的重大进展，证明针刺信息可以传入到中枢神经系统各级水平，激活内阿片肽（内啡肽）系统等机体痛觉调节系统，产生生理性镇痛作用。

韩济生教授及时引进、吸收国际上先进技术和方法，成为我国开辟针刺镇痛神经化学原理的先驱者。

1971年，美国和瑞典的科学家用实验研究证明体内存在吗啡受体，从而提出了体内存在着内源性吗啡样物质的可能性（而我国学者邹冈和他的导师张昌绍教授，在1962年即发现吗啡在脑内有特定的作用部位，被认为是"吗啡受体的先驱性工作"，距发现"受体"只一步之遥）。

1975年，英国的Hughes和他的导师Kosterlitz教授从猪脑中发现了由五个氨基酸构成的具有阿片样活性的多肽（被称为内源性阿片样物质或内源性吗啡样物质），即"脑啡肽"。同年，美国的Mayer和他的助手发现纳洛酮（阿片受体拮抗剂）可阻断人体针刺镇痛。

1976年美国科学家发现"内啡肽"。

1977年美国科学家Goldstein从牛的垂体中发现了由17个氨基酸构成的"强啡肽"。

国外对体内存在吗啡样镇痛物质研究取得进展的时期，正是我国"文革"时期，几乎所有基础研究被停止，并停止订阅外国期刊等。当时对国外关于吗啡受体等研究进展一无所知。

在这样的背景下，韩济生教授及其团队致力于针刺镇痛和针麻原理的研究，特别是中枢神经介质在针刺镇痛中的作用研究，并做出重大贡献。

（1）确定了针刺镇痛的时程规律——针刺镇痛效应"半衰期"。通过"针刺对人体皮肤痛阈影响"试验，表明针刺单个穴位（如合谷穴）需要连续针刺20～30分钟，痛阈逐渐升高，镇痛效应方达到高峰。这与临床上针麻"诱导期"恰好吻合。又通过各种对照试验，发现不同组受试者针刺不同穴位（如合谷、足三里等），痛阈升高的幅度可有很大差异，但撤针后痛阈下降的速度却相近，"半衰期"为15～17分钟，显示痛阈的升高和回降有特定时程，即针刺镇痛效应的消失有特定的半衰期，对针刺麻醉的临床应用具有重要指导意义。

而且，这一研究结果：①证明了针刺镇痛不是"安慰剂效应"。②提示针刺镇痛有特定的化学基础，为研究针刺镇痛的神经化学原理提供了线索。

（2）1972年，运用"脑室注射"技术（主体定位仪、微量注射泵等），设计了"家兔脑室液交叉灌流实验"，取甲、乙两只家兔，针刺甲兔"足三里"引起镇痛（用辐射热刺激兔嘴角皮肤，引起甩头反应所需的潜伏期明显延长），将其脑室液抽出注入乙兔脑室，经过10～20分钟，乙兔的痛阈也升高。如果不针刺而仅抽取和交叉注射脑室液，则不产生这种效果。证明了针刺确能在脑内释放出镇痛物质。于是，1973～1978年，韩济生率其团队通过精密设计的动物实验，对脑内镇痛物质进行了系统的探索性研究。

结果发现：在众多中枢神经介质中，5-羟色胺（5-HT）、乙酰胆碱（Ach）等参与或加强针刺镇痛；多巴胺（DA）、去甲肾上腺素（NE）、八肽胆囊收缩素（CCK-8）等则对抗针刺镇痛。针刺穴位的刺激可启动或动员脑内多种化学物质（神经介质）的作用，其正负两方面（增强或对抗针刺镇痛）影响的总和，决定了针刺效果的有无及强弱。

这一科研的发现，明确了5-HT等已知中枢神经介质对针刺镇痛的作用。在当时未曾设想脑内存在"吗啡样镇痛物质"。当我国学者掌握了国外有关脑内"吗啡样镇痛物质"的研究进展后，便开始进一步深入研究针刺镇痛及针麻原理。

（3）在国内首创运用"微量注射抗体法"开展阿片肽特异抗体家兔脑内注射实验及脊髓蛛网膜下腔注射实验，研究针刺镇痛原理。1980～1981年，韩济生院士及其同事，基于抗原—抗体反应的高度特异性，以及大多数吗啡样物质是肽类化合物，具有抗原性。因此必定可制备其抗体（国外已经制备）。他们便与瑞典乌普萨拉大学合作（提供抗体），采用双盲实验，将阿片肽的特异抗体（如脑啡肽抗体、强啡肽抗体等）注入家兔脑内某一核团或脊髓内，阻断阿片肽与其受体相结合，观察其对针刺镇痛作用的影响。

结果证明：针刺引起的"内啡肽"释放在脑内发挥镇痛作用；针刺引起"强啡肽"释放在脊髓中发挥强烈镇痛用，而在脑内却不镇痛；而"脑啡肽"则在脑和脊髓均参与镇痛作用。

该研究方法（微量注射抗体法）已被神经科学界广泛应用于研究其他神经肽的生理功能。

（4）首次发现脑内吗啡样镇痛物质（中枢神经肽）的释放与电针刺激频密切相关，即脑内吗啡样镇痛物质的释放对针刺（电针）"频率依赖性"。

1984年，韩济生及其团队，通过家兔以及大鼠实验，首次发现：低频（2Hz）电针可使动物脑内释放内啡肽和脑啡肽；而高频（100Hz）电针可使动物脊髓释放强啡肽。这一新发现已在人体得到证实。这一关于不同频率电针可在中枢释放不同类的内啡肽、固定频率和变频刺激作用的差异等实事的发现，可部分解释传统针刺疗法关于在同一穴位上应用不同手法的针刺（如烧山火、透天凉）可以治疗不同的病症或不同病症需要不同针刺手法治疗的经验。为进一步研究针刺手法提供了启示，为现代神经科学及中医针灸学提出了崭新的命题，即能否找到特定的手段或方法，以便引起脑内特定神经肽的生成和释放。

（5）关于"针刺耐受"的研究。①发现"针刺耐受"现象。韩济生及其团队在动物实验研究针刺镇痛过程中发现，电针30分钟可引起明显镇痛作用，若电针持续刺激3～4小时以上，则镇痛效果反而逐渐下降。正如长时间应用吗啡会引起吗啡耐受，他们便把这种因长时间针刺而造成的针效减弱的现象称为"电针耐受"或"针刺耐受"，并发现已经产生电针耐受的动物，24小时后对电针的敏感性逐渐恢复。②阐释"针刺耐受"原因。深入研究发现电针耐受产生原因之一，是由于长时间电针刺激使脑内生成大量阿片肽，从而"负反馈"地刺激中枢产生大量抗阿片物质对抗了阿片肽的镇痛作用。③临床意义。针麻手术时若手术时间延长到6～8小时以上，镇痛效果会逐渐减弱。为避免此现象，经验是在手术过程中，间断地、不是连续地捻针或电针，或交替使用低、高频电针，可推迟或克服耐受的发生。

（6）研制成功"韩氏穴位神经刺激仪"。韩济生院士，在其对针刺镇痛原理一系列研究基础上，与北京航空航天大学电子学总工程师刘亦鸣合作，设计制造了"韩氏穴位神经刺激仪"（HANS，简称"韩氏仪"）。该刺激仪是一种无针的"针灸仪"，只需把电极放在穴位的表面皮肤上，进行可调控频率的电刺激，不必扎针即可达到与针刺相同甚至更强的镇痛效果。临床应用证明，在颅脑和腹部外科的手术中，应用HANS进行穴位刺激，可使麻醉药品用量减少45%～50%；手术期间各项生理指标稳定，并加速术后康复过程。

（7）从针刺镇痛到针刺戒毒的研究。20世纪90年代初，当"韩氏仪"研制成功并应用于临床取得良好效果后，韩济生院士又联想到毒品海洛因进入大脑后转变为吗啡，作用于吗啡受体，引起欣快感而导致成瘾。同时，大量吗啡又反馈性促进胆囊收缩素（CCK）的生成，抑制了内阿片肽的生成，因此出现停药后的戒断现象。而韩氏仪可有效地促进内阿片肽的生成和释放，联想到应当能减轻戒断现象、解除隐心。于是通过动物和人体实验，均证实高频（100Hz）刺激减轻阿片戒断症状最好；低频（2Hz）可以减轻精神依赖；而疏密波交换刺激，兼有两种效应。电针或用韩氏仪，经皮肤的电极刺激躯体穴位可以缓解海洛因成瘾者的戒断症状，并可以抑制患者脱毒后对毒品的心理渴求以预防复吸。应用于治疗吸毒者，受到良好效果。HANS研制和临床应用的成功，被认为是"转化医学"研究的典范。

（8）韩济生院士关于针刺镇痛及针麻原理研究的思考。①虽然针麻原理研究已取得神经生理及神经分子化学等机理研究的重大进展，证明针刺信息可以传入到中枢神经系统各级水平，激活内阿片肽（内啡肽）系统等机体痛觉调制系统，产生生理性镇痛作用。然而针刺引起的生物效应及生理反应是十分复杂的，决定着针刺镇痛的机制则更为复杂。所以，有关针刺镇痛及针麻原理的研究仍任重道远。还需要从电生理、神经化学（神经介质）、经络感传、辨证论治（辨证针刺）等不同角度、不同层面进行探讨。正如韩济生院士讲"科学的发展是一条无尽的长河；提出问题要求解答，解答了问题后又产生新问题，永无止境……如果可以把针麻原理研究看做是中西医结合科研的突破口之一，那么这个战果正在深度和广度上不断扩大"。②早在20世纪80年代，韩济生院士在系统研究基础上，即认识到针刺镇痛的效果是有限的，针刺可以减轻疼痛，但不能完全消除疼痛。提出可以从改进针刺（或电针）方法，改进手术操作，减少手术引起的创伤，应用辅助药物如局麻药或术前使用或少量镇静药，针药合用以及影响病人的心理因素等方法，加强针刺镇痛效果的研究。尤其提出"针药合用"既保持针刺下手术的优越性，又使被手术者达到真正无痛的思路，为开辟我国针麻研究的"针药结合"复合麻醉研究方向奠定了思想基础。

据报道，针麻及针药结合复合麻醉，已用于100多种手术，包括针麻下体外循环心内直视手术，"针药结合复合麻醉"肾移植、喉再植，深部颅脑肿瘤等高难度手术等，在全国各地运用针麻及"针药结合复合麻醉"，临床已开展了共200多万例。

中国针刺麻醉下手术的成功，针麻原理的研究，引起世界各国的重视，形成了全世界的"针灸热""针灸研究热"，促进了针灸疗法走向世界。实现了1958年毛泽东高瞻远瞩的科学预言："针灸不是土东西，针灸要出国，将来全世界人民都要用他治病的。"

韩济生教授对针刺镇痛及针麻原理研究的突出贡献是：部分地阐明了针刺镇痛的机制，证明了针刺穴位能够刺激中枢神经中镇痛化学物质释放，从而引起镇痛作用。这一原创性成果，得到国际学术界的认可，促进了我国原创的针灸及针刺麻醉成为世界性科学财富。

附：1. 其他科学家对针刺镇痛及针麻原理的研究　自从我国临床医生偶然性地根据中医针刺止痛传统经验，开展针刺麻醉在临床手术获得成功，引起了党中央、国务院、国家科委、卫生部的重视。尤其是国务院总理周恩来曾指示："如果针麻原理搞不清楚，推广起来就会受影响。"在周恩来总理的关怀和指示下，各地即不断总结临床应用的经验；研究针刺麻醉存在的镇痛不全、肌肉紧张、内脏牵拉感等所谓"三关"问题；并开拓思路研究针药结合的复合麻醉等，尤其对针刺镇痛和针麻原理的研究，引起世界医学界以及科学界广泛关注，吸引了众多医学家及科学家积极开展针刺镇痛和针麻原理的研究。

（1）张香桐先生（1907—2007，河北正定人），先后毕业于北京大学心理系及美国耶鲁大学医学院生理系（研究生）。国内外著名脑科学家、中国脑科学的奠基人、著名神经生理学家、中国科学院院士。是我国针刺镇痛中枢机制和痛觉生理研究的开拓者。

1964年，在"文革"特殊历史条件下，针刺镇痛机理研究是当时允许进行的少数研究项目之一。张香桐教授为了获得针刺镇痛的第一手资料，曾躺在手术台上，让针灸医师模拟针刺麻醉手术穴位，在他身上扎十几根针，亲自体验针刺效应。表现出一位科学家为科学献身的精神和治学严谨的态度。他亲自体验针刺感觉后，便主持了针刺镇痛神经机制研究课题。

张香桐教授和他的助手经过上百次实验研究，为阐明针刺镇痛原理做出很大贡献。1973年，他在《中国科学》发表了世界上第一篇阐明针刺镇痛神经原理的著名论文《针刺镇痛过程中丘脑的整合作用》，提出"感觉相互作用学说"以解释针刺镇痛的效果。在国际上引起强烈反响和高度评价。因此曾应邀在多个国家及国际疼痛大会上介绍我国针刺镇痛研究进展，并获全国科学大会奖。

（2）侯宗濂教授（1900—1992，辽宁海城人）。著名生理学家。毕业于沈阳南满医学堂，留学日本京都大学，曾到奥地利及德国深造，研究肌肉神经生理。先后在南满医学堂、北平大学医学院、西北医学院等教授生理学。

侯宗濂教授，从1972年开始研究针刺镇痛原理。是我国开展针麻及针刺镇痛机理研究的早期学者之一。他研究针刺镇痛原理时已年逾古稀，但仍在自己身上反复扎针，体会针感。进而采用形态与功能相结合的思路与方法，首次对传统针刺穴位产生酸、麻、胀、痛感觉，即"针感"（"得气"）产生的机理进行了系统实验研究。证实：若针刺穴位的感受器主要是游离神经末梢，则产生酸麻为主的感觉；若针刺穴位的感受器主要是深部肌肉，则产生胀痛为主的感觉。在此基础上，又对针感的持续时间及镇痛机理进行了系统研究。1978年，他领衔的《针麻原理——穴位针感研究》获全国科学大会奖。

（3）曹小定教授（1931—，女，江苏无锡人）。1953年毕业于上海第一医学院，留学前苏联医学科学院实验医学研究所（诺贝尔医学或生理学奖获得者巴甫洛夫工作过的地方），1960年获前苏联医学科学院副博士学位。复旦大学上海医学院神经生物学教授。曾任上海医科大学针刺原理研究所所长、WHO传统医学合作中心主任、WHO专家咨询委员、中国针灸学会副会长、全国针刺麻醉研究会理事长、中国中西医结合学会理事等。她为我国中西医结合针刺麻醉研究做出了重大贡献。她从1964年即从事我国独创的中西医结合针刺麻醉研究，是我国最早开展针刺麻醉机理研究的学者，也是我国针刺治病、针刺麻醉机理研究领域的主要学术带头人之一。

她曾代表上海市针刺研究协作组三次受到周恩来总理接见。一次是在1971年2月6日晚上周总理接见全国中西医结合工作会议代表时，周总理点名让曹小定教授坐在他身旁，向周总理汇报针刺麻醉研究的进展。一次是1971年2月8日，仍然是全国中西医结合工作会议其间，周总理在中南海接见卫生部及有关单位负责人时又接见了曹小定教授。一次是1973年8月26日。三次接见都是让曹小定教授汇报关于针刺镇痛原理研究的情况和进展。表明周恩来总理一直关注着我国针刺麻醉的中西医结合研究。

1997年11月3～5日，美国国立卫生研究院（NIH）召开针刺疗法听证会，这是NIH历史上第一次将中医列为专题讨论。共邀请23位学者、医生作大会报告，其中有我国针刺疗法中西医结合研究专家曹小定、俞瑾和韩济生3位教授。曹小定教授大会做了"针刺对机体免疫抑制调节作用的临床与实验研究"的报告。中国专家的报告，不仅赢得了大会的一致好评，展示了我国在针刺研究领域的研究成绩，也为美国NIH针刺疗法听证会顺利通过，肯定针刺疗法安全性、有效性的最终结论，做出了重要贡献。

2. 美国对我国针刺麻醉的研究与评估简介 美国科学院组织的中国针刺麻醉考察专家组于1974年5月回国，1976年正式公布《针刺麻醉在中华人民共和国》的考察报告。

报告中列出了针刺麻醉研究组的全部12名成员，并说明："本报告的主题是由国家科学研究理事会通过的研究项目，理事成员从美国国家科学院、国家工程学院、国家医学科学院选出。负责本报告编委的选择主要考虑到各自的专业特长和专业之间的平衡。根据美国国家科学院、国家工程学院、国家医学科学院院士组成的评估委员会建议，本报告还通过了报告作者以外的专家组的评估。"

美国专家制定了十分严谨的针刺麻醉手术疗效评价标准，将针刺麻醉效果分为四级：

一级为完全成功，患者禁用针刺镇痛，手术中无任何疼痛和疼痛的指标（如主诉、表情、动作、血压、脉搏、呼吸等）；

二级为基本成功，手术中患者可能有轻度或一过性疼痛或疼痛指标。可以使用少量局部麻药，但麻药本身不足以镇痛；

三级和四级属于不成功病例，病人在手术中有明显的疼痛或疼痛指标。区别是三级的病例能不用局部药物麻醉，可在针刺镇痛下完成手术，而四级的病例需要注射局部药物麻醉才能完成手术。

一、二级病例视为针麻手术成功；三、四级病例属于针麻手术失败。

美国针刺麻醉考察组的报告结论：①在中华人民共和国，有大约10%的患者可以使用针刺有效地控制手术的疼痛。重要的是要认识到，这还是一项在实验中的技术。②针刺显然在很多情况下可以极大地改变疼痛的感受。但是，针刺是否能够达到完全消除疼痛令人存疑，在适合的条件下，针刺后可以达到不同程度的痛觉减退。③针刺减痛是一个有意义的人类生物现象，机制不明，不需要进入催眠状态。在某些情况下，社会因素可能重要，但这些因素本身不足以产生观察到的效果。某些精神心理机制显然对改变疼痛感觉很重要。④针刺减痛的有效性因不同的手术及在病人之间有所差别，甚至同一病人在不同时间亦有差别。看起来在甲状腺瘤切除术、眼科手术、胸腔手术、部分骨科手术及大部分拔牙术中，针刺减痛效果更令人满意。显然，针刺减痛在腹部手术中效果较弱，尤其是胃切除术，但在腹部的其他手术经常是令人满意的。

本研究组的一名成员，亚瑟·托巴（Arthur Taub）对本报告的结论有不同意见。

作者在其"点评"中最后讲："历史上最严谨的'针刺麻醉评估报告'基本上肯定了中国人发明的针刺麻醉疗法，也平息了西方医学界的种种猜测和无端的指责。直到现在，美国某些大型医疗保险公司还明文规定支付针刺麻醉的费用。遗憾的是，当1980年美国针刺麻醉评估报告最后发布时，中国的针刺麻醉运动已经偃旗息鼓……以至于中国医学界绝大多数人不知道有这样一个报告。"

实际上，我国针刺麻醉研究从来没有"偃旗息鼓"。2005年，英国BBC电视台，还全程拍摄了上海仁济医院心脏外科针刺麻醉为安徽农村21岁姑娘心脏外科手术的纪录片。2007年，时任卫生部部长的陈竺率代表团访问欧洲，陈凯先院士把曙光医院开心、开脑的针麻手术录像播放出来，引起极大震动。接着，法国、德国国家电视台分别派摄制组到曙光医院拍摄。该医院麻醉科，现在每年固定接待一批来自法国巴黎五大医学院的自费学生。现在德、法等欧洲国家，对针麻的临床应用和研究热情很高。"

九、张亭栋教授（原创者）与中药砒霜治疗急性早幼粒白血病的中西医结合研究

张亭栋教授（1932—，河北吴桥县人），1950年毕业于哈尔滨医科大学。1958～1961年西学中研究班毕业。曾任哈尔滨医科大学附属第一医院中医科主任（重点研究血液病的中西医结合治疗等）、中国中西医结合学会副会长、中国中西医结合学会血液病专业委员会顾问，是我国著名的中西医结合血液学专家。他率领其团队从民间老中医治疗颈部淋巴结核、皮肤癌的一个验方中，研究筛选出一味"剧

毒"中药"砒霜"，研制成功亚砷酸（三氧化二砷）注射液治疗急性早幼粒细胞白血病，取得临床疗效及机理研究等，均居世界领先地位。

1. 亚砷酸注射剂的研发历程 该研究的原始方剂（砒霜、轻粉、蟾酥）来自黑龙江省林甸县一位乡村老中医将其配制成水剂外用治疗淋巴腺结核及皮肤癌的民间验方。

1971年3月，根据乡村老中医的经验，将该药方制成肌肉注射用注射液，因而命名为"713注射液"，用于治疗各种肿瘤如肝癌、食道癌、宫颈癌、大肠癌等均取得一定临床疗效。

1972年又研制成静脉注射液，用于治疗各种白血病，观察疗效。应用中发现病人血象虽有好转，但有的病人出现蛋白尿或一过性高血压、面赤、头痛等副作用。经分析研究，轻粉即氯化汞，而汞剂可影响肾功能而发生蛋白尿；蟾酥有升高血压与强心作用。于是将轻粉、蟾酥去掉，单用砒霜制成静脉注射剂（命名癌灵Ⅰ号）应用于临床。因砒霜制成的"癌灵Ⅰ号"静脉注射剂成分为三氧化二砷，则直接取三氧化二砷（商品名称亚砷酸）研制成"亚砷酸注射液"。

2. 临床疗效 ①张亭栋率领其团队，在严谨的实验研究基础上，运用"癌灵Ⅰ号"治疗各型白血病20多年后，总结来自全国17个省市的1200例各型白血病患者的临床疗效，发现对急性早幼粒细胞白血病（APL）疗效最好。治疗APL的完全缓解率达91%；有19例长期存活（5年以上），其中13例达临床治愈标准（存活10年以上），无病存活时间最长者达24年。创造了治疗白血病疗效的奇迹。②陈竺院士运用"三氧化二砷注射液"对15例复发和维甲酸、化疗耐药的APL病人进行治疗。结果有14例获得完全缓解。当1996年在美国召开的"全美血液学术会"上，陈竺代表张亭栋等合作者做《三氧化二砷诱导早幼粒细胞白血病细胞凋亡及其分子机制的初步研究》的学术报告中，当讲到此研究结果，并用分子生物学阐明了其机制时，全场顿时一片欢腾与掌声！中国学者用砷剂治疗白血病的成功，博得了世界血液学界的公认。被称为"震惊世界的发现"。

在我国成功开展的氧化神（三氧化二砷的简称）治疗APL的临床和基础研究工作，已经引起国际肿瘤界的浓厚兴趣。相关研究工作被称是'继ATRA使每个人感到震惊之后，又一个令人感到惊奇的发现'（ATRA即全反式维甲酸，为维生素A的衍生物。1986年，上海血液学研究所、瑞金医院王振义院士在世界上首创应用ATRA诱导分化治疗APL获得成功。是急性白血病治疗上的一个重大突破）。

3. 机理研究 哈尔滨医科大学张亭栋教授与上海血液学研究所著名血液病学家和分子生物学家陈竺院士（现全国人大常委会副委员长）等合作，对亚砷酸注射液治疗急性早幼粒细胞白血病（APL）的机理进行了研究。

通过对该药治疗急性早幼粒细胞白血病的分子生物学和基因水平研究，证明该药能诱导肿瘤细胞线粒体跨膜电位下降，促进病理细胞分化，从而走向凋亡，而对正常细胞不造成损伤。随着亚砷酸治疗白血病机理的阐明，国际公认该项研究成果达到了治疗人类复发型白血病的当代最高水平。

另外，根据亚砷酸治疗白血病（血癌）机理，人们已将该药用于治疗各种癌症。经临床和实验研究证明，该药对慢性粒细胞白血病，淋巴瘤、肺癌、肝癌、食道癌、大肠癌、脑胶质细胞瘤等均有良效。从而在抗癌疗法中出现了"中药诱导癌细胞凋亡疗法"。为抗癌中药研究开拓了新思路。

4. 走向世界 ①1999年，亚砷酸注射液（三氧化二砷，As_2O_3）被批准为国家二类新药，并生产上市。②亚砷酸注射剂，已被国际上公认为治疗急性早幼粒细胞白血病的首选药物。用亚砷酸注射剂治疗急性早幼粒细胞白血病的方案，已通过美国食品和药品管理局FDA批准，在美国大批量生产上市。③2012年1月24日，全美癌症研究基金会（NFCR）宣布：将第7届"圣·乔奇癌症研究创新成就奖"授予王振义博士和陈竺博士，以表彰他们在急性早幼粒细胞白血病（APL）研究中所取得的原创性成果及在该研究基础上发展的治APL的全新疗法。王振义、陈竺两位科学家将传统中药砷剂与西药结合起来治疗APL，使APL患者的"五年无病生存率"从以往的大约25%跃升至95%，该中西药联合治疗方法已成为全世界APL的标准疗法。从此，APL的治愈率得到极大的提高。亚砷酸注射液成为我国走向世界的第二个自主创新药。

2011年，因在用中药治疗白血病方面取得的开创性、原创性成果，张亭栋获得了葛兰素史克（GSK）中国研发中心生命科学杰出成就奖。该奖是由北京大学生命科学院和葛兰素史克中国研发中心共同设立），旨在表彰中国为生物医药研究领域取得突破性成就做出的重大贡献，并对中国或新加坡的生命科学事业发展有重要影响的科学家。

张亭栋教授是将传统中药砒霜，研发成功"国家二类新药"三氧化二砷注射液治疗白血病的发明人、创造者。20世纪90年代发表的相关论文轰动了世界。他的这一中西医结合科研成果给全世界白血病患者带来了福音。

另外，该项成果还获国家中医药管理局科技进步二等奖、国家自然科学二等奖、美国杜邦科学技术创新奖等。

2015年，为表彰张亭栋教授在使用中药砒霜（三氧化二砷）治疗白血病上所做出的奠基性杰出贡献，在中国科技大学举行的"求是杰出科学家奖"颁奖大会上，张亭栋教授又荣获了香港求是科技基金会设立的"求是杰出科学家奖"。

求是基金会在颁奖词中评价说："张亭栋的成就，是我国在单体化学药物方面得到世界公认的屈指可数的成就之一。他的发明通过与合作者的研究在90代后推向全国，其后推广到全世界，成为今天全球治疗APL白血病的标准药物之一。"

据求是基金会介绍，"求是杰出科学家奖"是该基金会最重要的奖项。除1994年设奖当年曾一次性为10人颁奖外，此后有多年空缺。至今，仅有24位中国科学家荣膺此奖项。2012年12月1日，哈尔滨医科大学附属第一医院举行"三氧化二砷"造福人类40年庆典活动，同时为现代中药"亚砷酸注射液"的发明者张亭栋教授80岁生日祝寿。卫生部部长陈竺亲笔题词祝贺，称赞张亭栋"潜心中西医结合，造福白血病患者"。这又是一项继承发扬中医药学，开展中西医结合研究而取得的，为人类医学发展和保护人类健康做出的重大贡献，是标志性的中西医结合科研成果。

十、著名肾脏病专家、中国工程院院士黎磊石教授与肾脏病的中西医结合研究

黎磊石（1926—2010，湖南省浏阳人），1948年毕业于国立中正医学院。曾任中国人民解放军肾病研究所所长，南京大学医学院临床学院副院长、教授、博士生导师，国际肾脏病学会理事等。他致力于我国IgA肾病发病机理的研究，首创分型诊断治疗，提高了IgA肾病的疗效；革新现代肾脏病实验诊断方法，发展肾活检免疫病理技术等，促进了我国肾脏病诊断水平，是我国著名的肾脏病专家。

黎磊石院士没有上过"西学中"班，完全是出于热爱中医，认为"中医作为中国优秀传统文化的一部分，是名副其实的宝藏……继承发扬祖国医学遗产是炎黄子孙义不容辞的责任"。自学中医，钻研中医经典著作，紧密结合自己的专业，研究肾脏病的中西医结合治疗，并取得重大的科研成果。

1. 对中药雷公藤治疗肾炎的开创性研究　他在肾脏病的治疗研究中，借鉴中药雷公藤治疗关节炎、过敏性皮肤病的免疫抑制效应，首创应用中药雷公藤治疗各类慢性肾炎、狼疮性肾炎、紫癜性肾炎等获得成功，疗效达到国际先进水平。

自1981年黎磊石等首次报道将雷公藤用于治疗肾炎以来，雷公藤多苷成为我国自主研发的治疗肾小球疾病的新药，在国内外广泛应用。同时，研究证实了雷公藤二萜内酯化合物在肾移植急性排异反应中所起的作用，全面阐明了雷公藤免疫抑制作用的特点。

2. 对中药大黄治疗慢性肾功衰竭的创新性研究 长期以来，人们应用中药大黄治疗慢性肾衰的思路，往往只着眼于大黄的"通里攻下，荡涤肠胃"的"泻下"作用，即利用大黄的泻下作用达到排除过剩的体液，缓解水钠潴留和高钾血症，以及从肠道清除一部分氮质代谢产物为目的。在方法上多以灌肠为主，强调大黄的局部作用。

黎磊石院士及其团队，通过对大黄治疗慢性肾功能衰竭的一系列研究，首先发现一些病人氮质血症的改善，并非依靠腹泻。例如，黎磊石院士采用口服大黄（醇提取物片剂）治疗慢性肾衰，基本避免腹泻的发生，每日便次保持在2次以下，然而改善病人氮质血症的疗效显著。说明疗效的产生不是由于大黄的泻下作用。基于以上临床观察，为了探求中药大黄治疗慢性肾衰（尿毒症）机理，进行了如下研究：

（1）大黄不同成分对细胞生长的影响。证实大黄蒽醌对肾脏系膜细胞DNA及RNA合成的影响，从而揭示了大黄具有减少肾硬化，延缓慢性肾功能衰竭的作用。

（2）研究了大黄蒽醌对机体氮质代谢的影响。证明大黄恩醌能抑制亢进状态细胞的代谢，减低细胞的耗氧量。而这些作用与大黄泻下作用无关。为大黄治疗尿毒症提供了新的理论基础。

他们在经过一系列实验研究和临床观察基础上，总结概括出中药大黄的作用机理：①影响机体氮质代谢。②缓解残余肾"高代谢状态"。③延缓残余肾单位病变进程。④抑制肾小球系膜细胞异常增殖，延缓慢性肾衰的进展。⑤对机体脂质代谢的良性效应等，发挥治疗慢性肾衰的作用。他们的研究，首次系统阐明了大黄治疗慢性肾衰的机理，突破了对大黄"通里攻下，荡涤肠胃"的传统认识。而且，通过对大黄治疗慢性肾衰作用机理的研究，至少提示：对中医传统的"泻下"（通里攻下法）概念，不应该仅仅理解为"荡涤肠胃"，也具有功能调节方面的重要意义。

实际上，很多学科均开展了对"通里攻下"法的研究，如前述中西医结合腹部外科、中西医结合急救医学等，均经研究证明中药"通里攻下"不仅仅是局部作用，而且具有"整体效应"，如免疫调节等。因此中医及中西医结合界均重视中医"治法"研究，并形成了一个重要研究领域。

仅从黎磊石院士领衔的关于中药雷公藤和大黄临床应用治疗肾脏疾病的中西医结合科研工作看，一方面为我们树立了单味中药的"临床应用研究"与"应用基础（理论）研究"相结合的榜样，提示：临床应用基础研究的重要性；另一方面的启示：作为中西医结合科技工作者，一定要善于充分利用当代先进的科学技术手段和方法，积极开展中医药理论的深层次（准确的讲应当是"科学层次"）研究，才能提高对中医药学理论的科学认识。

以上仅举例简介了开创我国中西医结合科研的十位先驱者、开拓者，在十个领域中西医结合科研所取得的重大进展和成果。他们不仅在中西医结合科研领域谱写了壮丽篇章，为中西医结合科研树立了典范。他们的中西医结合科研思路与方法等更为我们带来很多启示。

十一、综合启示

1. 中西医结合发展道路是正确的　五十多年的中西医结合研究实践证明，中国政府倡导并组织西医学习中医、创办西医学习中医（研究）班，培养"西学中"的中西医结合人才，开展中西医结合科研，继承发扬中医药学，无论是对促进中医药现代化发展，还是对"创造新医学、新药学"，或防治疾病，保护和增进人民大众健康等，都是正确、有效的方法和途经。正如屠呦呦教授讲："寻找新结构类型的新抗疟药……这一国际上多个西方国家共同大力研究的热门课题之所以在中国、在中国中医研究院获得成功，不是偶然的，是与我们坚持以中医药宝库作为坚强后盾，又有50年代以来国家努力培养的西学中、中西医结合人才，从而坚信、执着地追求寓于宝库中的精华分不开的，这是中医药的骄傲，也是努力贯彻党的继承发扬祖国医药学遗产政策的胜利！"所以应当继续大力提倡西学中，举办西学中班，培养中西医结合人才。

2. 中西医结合研究，出成果、出人才　以上简介的我国十位"西学中"医药学家的中西医结合科研及其科研成果证明：①毛泽东1958的"10-11批示"所讲的"其中可能出几个高明的理论家"科学预见的正确性，提倡中西医结合研究的正确性。②中医药实行中西医结合研究更能获得世界公认的成果，能为创造新医学、新药学添砖加瓦，能为人类医药学发展，提高防治疾病，保护人类健康的能力做出重大贡献。③中医药实行中西医结合研究能促进中医药现代化发展，促进中医药走向世界。④西医学习中医是必要的；中西医并重，掌握中西医药学两种理论、知识，对中医药及中西医结合科研都是必要的；对于继承发扬或传承发展中医药学是必要的。为什么？知识结构可能是非常重要的方面。知识结构影响着科学认识、科研思路、科研方法、科研设计等。科技工作者需要一个更广博的知识结构，知识结构越广博，认识（问题）越深刻。不管是中西医结合研究生，还是中医药研究生，实践（尤其临床实践、科研实践）的需要，决定了对知识的需求、索取和运用。

五十多年的实践证明，中西医结合科研是成功的，中西医结合的科研思路和方法是成功的。中西医结合科研使中医药学、中西医结合医学得到科学发展、创新发展，给全人类的医学发展及健康事业的发展都会带来科学发现、科学发明、科学创造。我们应该实事求是地正视、研究、总结中西医结合科研的经验，吸取其先进的思想和方法，并与时俱进地创新发展中西医结合科研思路和方法。

3. 继续坚持贯彻落实党中央、国务院制定的中医药、中西医结合方针政策　新中国成立以来，党中央、国务院制定的有关中医药、中西医结合及民族医药方针政策，是我国中医药、中西医结合及民族医药事业科学发展的根本保证。正如2005年3月21日温家宝总理为《中医杂志》创刊50周年题词："实行中西医结合，发展传统医药学。"2010年4月24日，李克强总理在中华医学会第24次全国会员代表大会开幕式大会报告时强调："要认真落实党中央、国务院的决策部署，充分发挥医疗卫生工作者的主力军作用，加快医药卫生事业改革与发展，不断提高人民群众的健康水平，推进中西医结合。"2012年6月7日，李克强总理为太湖文化论坛中医药文化发展（南昌）高级别会议发贺信中说：希望大家继续坚持中西医并重、中西医结合的方针。

特别要说的是，国家主席习近平在2013年8月20日在会见世界卫生组织总干事陈冯富珍时讲到"促进中西医结合及中医药在海外发展"等。我们应当始终与党中央保持一致，认真负责地全面贯彻落实党中央、国务院制定的一系列中医药及中西医结合方针政策。

通过以上十位科学家的中西医结合科研简介，还有一个值得思考的问题：为什么迄今我国中医药研究取得国内外影响较大，或国际公认的重大中医药或中西医结合科研成果者，多为甚至都是西学中？如有报道说："香港神经外科医生温祥来（毕业于山东齐鲁大学医学院，后到国外留学、工作，专修神经外科，1956年成为香港第一位神经外科医生，任香港广华医院神经外科主任）却发明'耳针戒毒疗法'并非巧合的是，同针刺麻醉术一样，这个'发明'也不是中医师首创，而是由西医师偶然发现的。"实际上，不仅是针刺麻醉术和针刺戒毒疗法是这样。前述抗疟新药"青蒿—青蒿素"研究；治疗急性早幼粒细胞白血病新药"砒霜—亚砷酸注射液"研究；"血瘀证与活血化瘀研究""中西医结合治疗急腹症研究""中西医结合治疗骨折研究""中西医结合急救医学研究"等等，均为西医学习中医，继承发扬中医药学，开展中西医结合研究而取得的举世瞩目的成果。

早在1956年，毛泽东就提出："把中医中药的知识和西医西药的知识结合起来，创造我国统一的新医学、新药学。"这也成为中国医药学发展的伟大中国梦。迄今，我国医药科技工作者，尤其是中医药及中西医结合工作者，为追求、实现这一伟大的中国医药学发展的中国梦，携手合作，开展中医药及中西医结合研究，已艰苦奋斗了半个多世纪。在临床、科研、教学、管理、学科建设等各方面，特别是在中医药及中西医结合科研方面取得了举世瞩目的成就。

但愿为追求和实现这一伟大中国医学发展梦的每一位科技工作者，都能像我国中西医结合老前辈那样"咬定青山不放松，任尔东西南北风"，为追求和实现继承与创新发展中医药，创造新医学新药学，为全人类健康事业做出贡献的伟大中国梦而坚贞不渝的奋斗！为实现这一伟大的医学发展中国梦，像我国老一辈著名中西医结合医药学家那样，贡献出自己智慧和力量，再创中医药及中西医结合研究更加美好壮丽的未来。

各位校友、师弟、师妹，让我们共同学习老一辈医学家们的科学精神、科学态度、科学思想、科学方法、科研思路，开展好中医药及中西医结合医学研究，预祝我国早日实现创立中国新医药学的伟大中国医学梦。

主讲人简介

陈世奎，主任医师。中国中医科学院研究生院首届中医硕士研究生毕业。导师为全国著名中医学家赵锡武先生。任中国中西医结合学会副秘书长、副会长兼秘书长期间，主编出版我国第一部《中国中西医结合医院管理》；在国家中医药管理局领导下组织全国专家首次编制了《中

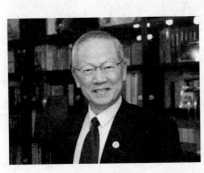

陈世奎

西医结合医院分级管理办法（试行）》，并执笔《中西医结合病案书写规范（试行）》等；任中国中医研究院研究生部主任期间，积极推动教学改革，在全国率先开设并主讲《中西医结合医学导论》，主编出版了我国首部"新世纪全国高等医药院校规划教材"《中西医结

合医学导论》。任国家中医药管理局医政司司长期间，在建设"全国示范中医医院"基础上，首次提出建设"现代化综合性中医医院"的发展方向，并纳入1996年党中央国务院召开的全国卫生工作会议上的部长报告；在前任司长工作基础上组织完成并出版第一部中医药国家标准《中医病证分类与代码》。

主编、副主编、编著或参与编写的著作20多部，代表性著作为主编《中西医结合医学导论》《发展中的中西医结合医学》《中国中西医结合医院管理》等。发表论文150余篇。被学术界广泛引用，或被日本《中医临床》杂志译成日文转载。

第七讲

临证辨治思路

张士卿

　　很高兴又回到母校和大家在一起，回来看看咱们中国中医科学院的发展，看到咱们研究生院的发展，原来叫研究生班，后来叫研究生部，现在发展到研究生院，硕果累累，成绩斐然，非常高兴。

　　特别是最近屠呦呦获得了诺贝尔奖，为咱们中医科学院争光，为咱们中医争光。这确实是一件非常好的事情，值此科学院60年大庆，有这样的事情，咱们每个同学也有一份荣光。所以我来之前写了四句话送给大家：

六秩春秋岁月稠

杏林硕果香满楼

华叶递荣春常在

薪传四海并五洲

　　我也是咱们的校友，1978年首届参加研究生班。我的导师是咱们西苑医院儿科专家王伯岳，1980年毕业以后留在西苑工作将近四年，由于各种原因调回到甘肃兰州，在那里从事教学和医疗，科研也做了一些，但做得不多。

所以，这次咱们研究生院请我过来和大家汇报一下工作，科研体会不多，我就选了这个题目：我的临证辨治思路。就临床方面讲一讲个人的体会，向大家做一个汇报。

总结我这几年的经验，可以说是从1980年读硕到现在30多年，从本科来讲是40多年，临床上也有一些体会：

　　　　三因两辨一对症，勤求博采互补充。
　　　　形神兼调治内伤，详解运气论时病。
　　　　邪重湿燥因重瘀，理言气化法言通。
　　　　脏腑相关多层面，调肝理脾显奇功。
　　　　医文易理相与析，道取中和效为凭。
　　　　经方为头时为尾，经实单验一炉融。
　　　　专病专方有专药，随证施治善损增。
　　　　法外有法无定势，方活药精妙无穷。

比如说"三因两辨一对症"，中医讲三因有两种含义，一个是从病因学来讲，古人讲内因、外因、不内外因。再一个含义是三因制宜，因时因地因人。两辨是辨病辨证，中医主要特点一个是辨证论治，一个是整体观念。辨证论治尽管是我们的特长，但是我们也不忽略辨病。辨病也有两种概念。首先要辨别中医的病，比如说太阳病、阳明病、胸痹、血痹、虚劳等都是中医的病，要辨清楚。《金匮要略》中讲的很多都是病。但是随着医学的发展，我们西医的病也要辨清楚，尽管临床治疗以中医为准，辨证论治，但是西医的病理不搞清楚也不行，现在来讲病人都知道我是得了胃炎、胃溃疡或者是心绞痛、心肌梗塞等等，这些病不搞清楚的话，你跟病人解释的时候也很费劲。根据我们的思路来讲，中医治疗为主，但西医的病也要辨清楚。

再一个是对症，目前大家意见不一致，中医辨病辨证，而对症治疗是西医重视的，中医不应该强调这一点。但是我认为辨症也是中医治疗之一，症指的是症状，作为临床症状来讲，是病人最痛苦的，需要你急于解决的问题。临床上如果能够给予确切的治疗，疗效就会明显提升。比如说病人头痛，无论是外感还是内伤等各方面的因素，在辨病辨证的基础上，再加上对症处理，很多情况下疗效可以提高。如果把临床表现及时处理，然后再慢慢解决它的病本，辨病求因，治病求本，特别是有些慢性病，既治其本又治其标，疗效就会明显提高。所以，这一点不能忽略。中医治病应该"三因两辨一对症"。

"勤求博采互补充"是说对于中医来讲要勤奋刻苦、博采众长，因为中医的文献，古人的临床经验是很多的。比如说中医的书籍是浩如烟海，如果不下功夫，不勤求刻苦，很多东西看不到。所以我的老师在我毕业的时候送了我四句话，"上溯灵素下汉唐，更喜仲景与仲阳，金元四家承妙谛，勤求博采实青囊"。勤求博采互补充，这句话就是受老师的指点有这样的体会。我的导师王老跟我讲：上溯《灵枢》《素问》，下及汉唐如张仲景的《伤寒论》《金匮要略》，孙思邈的《千金要方》等，儿科的东西你也要熟悉。金元四家的东西各有各的特长，清热、攻邪、滋阴、补脾等等，你要取长补短，吸取众家之长，就会丰富你的理论，丰富你的临床经验。

"经方为头时方尾"，我到甘肃以后，1990年拜我们的老院长于己百为师，跟师三年。于老是伤寒学家，善用经方。但是他的特点是使用经方不是固定不变，他的观点是经方头，即主病抓住，以《伤寒》《金匮》等的方剂立为主方。主方抓好了，再根据临床需要加减。可以结合时方、现代药理研究，哪一味药对临床疗效更好也可以加入，比如说治疗胃溃疡善用半夏泻心汤加减。治疗痛风善于用五苓散加减，他认为痛风是血液不清，脉络不通，要用土茯苓、木瓜等等这一类活血化瘀、解毒泄浊、养血通络的药物。所以说，经方为头时方尾，是指用经方并不像有些人讲的那样绝对，要方证对应不能加减。因为病人的病不是按书本上的东西得的，病人的病是千变万化的，不可能绝对对应。所以作为医生来讲用药既要吸取古人的经验，也要有自己临床根据实际情况的加减变化。比如说我的老师治疗哮喘，现代药理认为石韦这个药比较好，单药可以治疗哮喘，加入复方中也就可以提高疗效，当然也要根据情况，根据体质来判断，比如说大便本身干燥，再利水就不合适了。

由于时间关系，我今天主要讲的是"医法言通"。我习医临证四十多年，于医理医术都略有所得，但是感悟最深的，还是一个"通"字。综观天地宇宙之运行，不通则灾害遂至；人类社会之发展，不通则难以稳定；人体生理之维持，不通则百病由生。自古贤哲皆曰"天人相应"，事异而理同。因悟及此理，而将"通"法施治于临证，每能应手取效，故不揣浅陋。

我今天讲的并非是一方一药，而是讲一种思维方法，一种临证思路。思维对路，临证时，立法、遣方、用药自然会胸中有数，且令效若桴鼓。下面，我从四个方面来讲。

一、"通"义浅释

《说文解字》："通，达也。从辵，甬声。"通为形声字，辵为形符，甬为声符。义为到达，通到。《现代汉语词典》释为：①没有堵塞，可以穿过；②用工具戳，使不堵塞。故通有通畅、流通、没有阻碍之义。

二、"通"理述要

1. "通"是宇宙运行之自然规律　中国古代哲学，民族传统文化，皆最讲气化运动。先哲曾言："通天下一气耳。"天下之气，无处不在，无时不有，至大无外，至小无内，包罗万象，囊括宇宙。但是气并非静止不动，而是无时无刻不在流通运动着。古《易》即曰"流行者气"，就是说气主流通，不可一处滞塞，不可一时静止。至于其运动变化，不越升、降、出、入、聚、散、开、合。故曰："天地之道，阴阳而已；阴阳之道，升降而已。"经言："气之升降，天地之更用也……升已而降，降者谓天；降已而升，升者谓地。天气下降，气流于地；地气上升，气腾于天。故高下相召，升降相因，而变作矣。"此言升降，并非单指升降二字，实含出入、聚散、开合皆在其内，说明宇宙万物之气化运动总以高下相召而感通，升降相因而互迁。阴阳相感，上下交通，由是而万物化生，四时更替，昼夜分明，盛衰有序。反之，"出入废则神机化灭，升降息则气立孤危。"验诸实际，无不皆然。

江河水道，不通则洪水泛滥；

空间气流，不通则大气污染（如近来的雾霾天气）。

地壳内部，阴阳失衡，不相交通，则"阳伏而不能出，阴迫而不能蒸，于是有地震"。《国语·周语》记载：伯阳父用以来解释周幽王二年（公元前780年）陕西发生的大地震，认为地震是地壳内部阴阳两种物质势力运动不协调的结果所导致的。

2."通"是社会和谐的重要保障 人类之进化，社会之进步，经亿万年之变通。人之由愚昧而至文明，由落后而至先进，无不包涵变通，内蕴动机。"成败倚伏生乎动，动而不已，则变作矣"，"不生不化，静之期也"。离开了变通，人类便难以进步，社会即无以发展。以当今社会而论，货币要流通，物资要交换，人才要流动，科学在发展，社会在改革；人与人，国与国，无不在变通中求平衡，无不在交流中促发展。一个人，只有能够在变通中随时适应社会需求，才能很好地生活、学习和工作；一个国家，也只有在变通中与时俱进，做到政令畅通，上下和谐，才能维持社会的安定团结，保障经济的顺利发展，达到国泰民安，国富民强。否则，便会因诸多不通而直接或间接影响社会的安定、和谐与经济的稳定、发展。

3. "通"是维持机体健康的基本条件 天地乃大宇宙，人体则是一小天地、小宇宙。"天地之理且然，人身清浊亦如是也"。天地、宇宙须通，人体自无例外。从中医的角度来看，人体本身就是一个通透的世界，体内布满生物管道，从脏腑、经络、官窍，乃至于皮毛、玄府，每一处都必须保持畅通无阻，而且不仅自身体内每一处要彼此通畅，就是与外界环境包括四时阴阳、气候变化、地理环境等来说，也必须彼此通应，"往来不穷"，否则，一处不通，便会一处生病。正如《吕氏春秋·尽数》所说："流水不腐，户枢不蠹，动也。形气亦然，形不动则精不流，精不流则气郁，郁处头则为肿为风，处耳则为挶为聋，处目则为蔑为盲，处鼻则为鼽为窒，处腹则为胀为府，处足则为痿为蹶。"民国时期武术名家孙福全都曾讲过，如果"四肢百骸，血脉不能流通，经络不能舒畅，阴火上升，心为拙气所滞，滞于何处，何处为病，轻者肉中发跳，重者攻之疼痛，甚之可以结成疮毒诸害"。

证诸临床，气血经络不通则肢节疼痛，屈伸不利；五脏六腑不通则功能紊乱，生理失调；五官九窍不通则官窍窒塞，出入废用……诸如各种痛证、痹证、癥瘕积聚、心梗、脑梗，肠道梗阻，胆管梗阻，妇科痛经、闭经，输卵管不通，五官科鼻炎、耳鸣、喉痹等，无不因不通而致。所以说，人之脏腑之气，无不类通，《内经》谓"通则不痛"，"痛则不通"，理固然也。但推而广之，通则不胀，胀则不通，通则不逆，逆则不通。人身之病无不因气机失调，局部或周身不通所致。故综上可说，通乃万事之理，不通乃万病之源。

三、"通"法阐微

所谓通法，即是疏通气血，畅利血脉，通调脏腑，通利官窍。人体一旦出现不通之处，即可用这些方法"通"开郁闭，病自可愈。《内经》十分重视通法的运用，如《素问·至真要大论》曰："疏其气血，令其条达，而致和平。"主张"结者散之，留者攻之……逸者行之……摩之浴之，薄之劫之，开之发之，适事为故。"《灵枢·九针十二原》也讲："通其经脉，调其血气，营其逆顺出入之会。"至于通法的具体运用，临证时又当灵活选择，"随其攸利，谨道如法"，或调气以和血，或调血以和气，若下陷者使之上升，上逆者使之平降，或中结者使之旁达，内虚者使之外固，总以虚者助之，实者祛之，寒者温之，热者清之，燥者润之，湿者利之、化之，即使是汗、吐、下、和、温、清、消、补八法，也皆含"通"意在内，皆可以"通"法赅释，故又可说，通法为八法之总要，为万法之宗。如：

1. 汗法通表里　玄府闭塞，汗之即通。经云："其在皮者，汗而发之。""其有邪者，渍形以为汗。"汗法治病的例子很多，也很常用，在此不赘。

2. 吐法通郁积　上脘有积，吐之即愈。经云："其高者，因而越之。"

例如，一患儿，2岁，于晚间自食煮大豆半碗，至脘部胀痛不得卧，辗转不安，哭闹难平，遂以探吐法，吐出积食后，而安睡。

3. 下法通内实　腑实不通，下之可瘥。经云："其下者，引而竭之。"

例如，临证以承气汤类治疗肠梗阻，即是很好的例子。

4. 和法通枢机　表里不和，枢机不利，和法可调。

和法的治疗范围很广，诸如和解表里，调和营卫，调和胃肠，调和肝脾，以及和解少阳，开达膜原，分消走泄等皆是。兹以和解少阳为例：少阳为人体气机升降出入的枢纽，所以有"少阳为枢"之说。其中足少阳胆经从横向主半表半里，为气机表里出入之枢。它的气化功能是疏泄胆汁，参与水谷的消化，同时，胆的疏泄功能还可以促进脾胃的消化吸收，即"木能疏土"、"土得木而达"。手少阳三焦经从纵向贯通上、中、下三焦，为气机上下升降之枢，是人体阳气和水液运行的道路。三焦气化正常，可使阳气和水液敷布周身，直达腠理，以充养人体。如《难经·三十一难》曰："三焦者，水谷之道路，气之所终始也。"《中藏经》亦说："三焦者，人之三元之气也……总领五脏六腑，营卫经络，内外左右上下之气也。三焦通，则内外、左右、上下皆通也，其于周身灌体，和内调外，荣左养右，导上宣下，莫大于此者也。"手、足两少阳经虽有分工，又密切相关，气机表里出入调达，则上下升降通畅；气机上下升降通畅，则表里出入调达，二者相辅相成，相互为用。否则，气机出入障碍，则升降必然阻滞，升降阻滞，则出入也必然障碍。临证治疗，必须采用和解之法，使气机升降出入调畅，则枢机得利，其病可愈。

5. 温法通寒凝 寒凝脉阻，温通可施。经云："血得温则行，得寒则凝。"

6. 清法通热郁 热邪壅遏，清法为宜。经云："热者清之"。

7. 消法通积滞 积滞在中，消而导之。经云："中满者，泻之于内。"

8. 补法通虚闭 因虚致实，补虚可除。经云"虚者补之"、"塞因塞用"。

如热利水泻后反见便下秘结，是津伤不运之故，若用七味白术散健脾运津，则便通腑利。又如老年人、产后妇女的便秘亦多属虚秘。

例如，某女，29岁，妊娠5个月，便秘2月余，每日顿服脾约麻仁丸及外用开塞露方能排便，大便先干后溏，伴心烦寐差，腹胀纳呆，舌质红，脉弦滑。

辨证：妊娠气血聚以养胎，肠道失于濡润，中气推动无力，肝脾失于和调，气机升降不畅，则致糟粕难于推出，而便秘难解。

治以大补气血，调和肝脾，升清降浊为法。

方用健脾益气之补中益气汤加养血润燥，调和肝脾之品。

药物组成：党参30g，生地黄15g，黄芪15g，炒白芍10g，当归身10g，麦冬12g，谷麦芽各10g，茅薄荷5g（后下），陈皮5g，炙甘草5g，柴胡6g，升麻4g。服药5剂，便通羔平。

此外，又如阴阳气血失调，脏腑功能紊乱，而致体内病理产物如痰、瘀、毒邪凝聚阻滞，引起诸病，在治疗时都需把握：

治痰必先顺气，气顺则痰降，气利则痰消；

化瘀必配行气，气行则血行，气畅则瘀化；

解毒亦须理气活血，气顺血活，诸毒易解。

这其中也无不包涵一个"通"字。由此可见，八法之中，皆涵"通"义。至于通之之法，则各有不同。正如高士宗曰："调气以和血，调血以和气，通也；下逆者使之上行，中结者使之旁达，亦通也；虚者助之使通，寒者温之使通，无非通之之法也。"

总之，诸多疾病，皆因各种致病因素导致阴阳失调，气血不和，脏腑经络功能紊乱，以至于使人体生物管道不通而引起，故其治疗即需采取各种方法燮理阴阳，疏通气血，调整脏腑经络功能，使周身上下内外协调通畅，一通百通，自然诸症可愈。

四、"通"法举隅

诸法皆含"通"义，通法为万法之宗。兹举临床常用之通法，以阐其要。

1. 疏通气血法 《灵枢·经脉》曰："经脉者，所以决生死，处百病，调虚实，不可不通。"经络乃运行全身气血，沟通表里上下，联络脏腑器官，濡养周身组织的通路。经络以通为常，不通则病。气血以流通为贵，留滞不通则病。

古人云"不通则痛""通则不痛"。临证时，当"察其所痛，左右上下，知其寒温，何经所在"，而采取相应的调气和血，通经活络等方法，或针，或药，或导引按蹻，随证施治，自可取效。

疏通气血法，能够通经活络，行气止痛。主要用于治疗风寒湿痹，如风湿性或类风湿性关节炎、肩周炎、强直性脊柱炎、坐骨神经痛等，因"血得寒则凝，得温则行""气为血帅，血为气母""气行则血行，气滞则血瘀"，故临证遣方用药选择温经通脉，行气活血之品。独活寄生汤、蠲痹汤、乌头汤、桂枝芍药知母汤等方，皆属常用。

辨证：风寒湿痹，腰背、肩周、肢节疼痛（风湿性、类风湿性关节炎，肩周炎，强直性脊柱炎，坐骨神经痛等）。

治则：行气活血，通络止痛。

方药：独活寄生汤、蠲痹汤、乌头汤、桂枝芍药知母汤等。

兹介绍一首以《易经》八卦命名的方剂：山泽通气汤（陈皮、姜半夏、茯苓、乌药、枳壳、僵蚕、羌活、雄蚕蛾、威灵仙、海桐皮、生薏米、桑寄生、穿山甲、忍冬藤、桂枝）。

主治：腰膝沉重疼痛，肩背拘急不舒。

本方功能化痰通络，重在疏通足太阳经及督脉，使人体元气能循经上达，背部经络得通，背疾自愈。

方义取《易经》："艮其背，不获其身。"《周易阐真》"艮者，止也，取象为山""兑为则，兑者""悦于道，即能行其道"。

山泽通气，即"其道有行有止，行之止之，皆止于其所也"。人体真气能行其所，则背部诸阳经得通，背疾获愈，故名之。

吾曾以本方合肾痹汤化裁，治愈一例12岁女孩的强制性脊柱炎。

2.通降六腑法 六腑以通为顺，以降为和。通腑法，是中医常用治法之一，尤其对于某些热证、实证，用之得当，每有奇效。但通常所说的通腑，主要是通泻阳明腑实，亦即通里攻下，以畅肠腑之法，主要用于腹满拒按、大便秘结之证。然而人身之腑，不只限于阳明大肠，实应包括胆、胃、大肠、小肠、膀胱、三焦六者在内，统称六腑。六腑的生理特性是以"传化"为主，以通降为顺。正如《素问·五脏别论》所说："六腑者，传化物而不藏，故实而不能满也。"从临床实际辩证地看，六腑也是泻中有藏，但总以通降为主，不通不降则病，故其治疗亦以通降为要。

（1）通泻阳明法

辨证：腹满胀痛，不喜揉按，大便燥结，或有高热，苔黄糙厚，脉沉实有力，属热结阳明，腑实不通者。

治则：通便泄热，荡涤胃肠，攻逐积秽，釜底抽薪。

方药：承气汤类。

例：曾治一男性患者，因急性肠梗阻入院手术，术后5天，大便未行，亦无排气，腹部胀满疼痛，饮食少进，肠鸣音消失。西医诊为术后肠麻痹，建议先用中药调治。

辨证：阳明结燥，腑气不畅。

治法：投以承气汤加味。

处方：枳实10g，厚朴10g，生大黄4g（后下），炒莱菔子30g，青陈皮各6g，玄明粉10g（分冲）。

服法：1剂，分2次温服。

效果：当晚服头煎药后40分钟，自觉腹部攻痛加剧，便意窘迫，如厕即便出黑色团状物数块，腹部胀痛随即缓解。翌日晨，服下二煎药后1小时，又便稀粪多量，诸证即愈。

另治一男12岁，患甲流高热不退，以达原饮、升降散、承气汤、白虎汤数方化裁而愈。

（2）通降胃腑法

主证：胃脘胀满、疼痛，嗳气不舒，恶心呕吐等属胃失和降、气机失畅者。

治则：消食导滞，理气和胃，降逆止呕。

方药：保和丸、温胆汤、橘皮竹茹汤、旋覆代赭汤、半夏泻心汤之类。

例：曾治一男婴，出生2月。因无母乳，靠人工喂养。初次喂奶，因奶嘴取孔过大，乳流过急，造成乳汁呛入气管，致使患儿咳呛不止，后发展为吸入性肺炎，住院治疗。自此以后，每喂乳时，咳呛必作，甚至气逆喘憋，面青目赤，啼哭躁扰，涕泪俱出，痛苦万状。

患儿出生两月来已因此住院6次。每次治疗皆用青霉素类，虽可暂将肺炎控制，但对习惯性咳呛乳汁，终无良策。不得已，只好靠输液或下胃管给食。在万般无奈的情况下，家长邀余诊治。当时患儿面黄肌瘦，发育极差，两个月来，体重几乎未增。

余思其病由喂养不当所致，乳汁入口，刺激会厌，启闭失控，先致肺气上逆，随即胃气亦升，故作咳呛呃逆，频作不止。据此，勉予芳香化浊，和胃降逆之法，以通降胃腑，稍佐化痰利咽之品，以清肃肺气，调节会厌，使胃气降，肺气平，其症或可有治。

处方：藿香6g，苏叶6g，苏梗6g，黄连3g，射干3g，神曲6g，法夏6g，浙贝6g，桔梗6g，甘草1g。水煎服。

效果：3剂而咳呛减轻；6剂后能正常喂乳。一月后随访，乳食正常，体重增加，面色亦转红润。呛乳未再发生。

（3）通达胆腑法

主证：右胁下胀满疼痛，或牵及右肩背痛，食欲减退，口苦，呕吐黄绿苦水，或现黄疸等属湿热壅滞，胆失疏泄者。

治则：通达胆腑，疏利胆道，清热解毒，利湿退黄。

方药：大柴胡汤、清胆利湿汤、茵陈蒿汤、胆道排石汤之类。

例：曾治一8岁男孩，患胆道蛔虫症合并胆道感染，腹痛时作，呕吐不食，即大柴胡汤加乌梅、川椒、槟榔治之而愈。

另，一婴儿，患胆道闭锁致黄疸不退，以茵陈五苓散合小柴胡汤、活络效灵丹合方化裁，服20剂而愈。

（4）通导火腑法

主证：心烦不宁，口舌生疮，小便赤涩，灼热疼痛，属心火亢盛，移热小肠者。

治则：清泻心火，通利小肠。

方药：导赤散、五苓散、八正散之类。

例：曾治一女孩，4岁，口唇干燥，上下唇与口周，以及口腔内黏膜均有散在疱疹，口周疱疹破溃流黄水。患儿纳差，便干，溺黄而浊。

辨证：心脾积热，火毒上冲。

治法：通导火腑，以泄火毒。

方药：导赤散、泻黄散二方化裁。

药用：藿香6g，炒山栀6g，防风6g，生石膏10g，滑石粉10g，熟大黄6g，甘草3g。

效果：水煎服。三剂而愈。

（5）通利州都法

主证：少腹急结，小便不通，甚或点滴不出；或小便不利，周身浮肿；或大便水泻不止，小便短少等属湿热瘀结，气化失司者。

治则：开癃启闭，通利州都，通阳化气，分清别浊。

方药：八正散、桃核承气汤、五苓散、胃苓汤、分水丹、真武汤、通淋排石汤之类。

例：1976年曾治一右侧输尿管结石患者（当年尚未碎石之法），以天津南开医院"利湿排石汤"加减，通利州都，通淋化石，40余剂，结石排除而愈。

另外，水泻不止也可以用通利州都法，其实很多腹泻病都是由于脾虚湿证，水液错走了大肠，大便水分多，小便短少。针对这种情况，要通过利小便来实大便，经常用分水丹（茯苓、白术、车前子）、胃苓汤。这可理解为通因通用。临床上，有些病还可以用塞因塞用的办法，如前面讲到补气可以通虚秘，即是除了治疗大便以外，小便不通也可以考虑这个方法。我大学毕业在河南实习，遇到老年妇女小便不通，西医用导尿管导尿，过上几个小时又尿不出来，膀胱憋满。那时候带我们实习的老师是妇科的王子瑜老中医，开了补中益气汤。我们作为学生不理解，尿不出来你还开补中益气汤，那不就会使小便更憋的厉害。王老师说半个小时以后，以探喉取吐的方法让她恶心，结果上面还未吐出来，下面就尿出来了。因为老年气虚无力，补完气以后，膀胱的压力还是那么大，采取这样的办法胃气逆反，气机上行，上面没有吐出什么东西，但下面膀胱括约肌因压力减弱而松弛，小便自然就排出来了。这就是名医的思维方法，不是说单纯的光记一个方子和一味药物，今天讲的是一种思路和思维方法，在临床上一定要根据实际情况，不要光背死方法。

很多实习学生说老师开的是什么方子？我说中医是活的，要根据病人具体情况，有的方子可以开，有的你把方子照搬上也不见得有效，要根据具体的问题灵活变通。

（6）通调孤腑法

主证：腹胀喘满，面浮肢肿，二便不调等属三焦不通，气机受阻者。

治则：通调三焦，温运利湿，芳香宣化，疏理行气。

方药：中满分消汤、五加减正气散、三仁汤、苏子降气汤之类。

例：曾治一男性患者，久病痰喘气逆，渐至胸腹胀满，胁肋支撑，动辄喘急痰鸣，呼吸艰难，诊其脉弦而滑，舌苔白腻。

据《素问·咳论》："久咳不已，三焦受之，三焦咳状，咳而腹满，不欲食饮。"断为：痰浊壅盛，三焦气阻，升降不利。治拟疏理三焦，通调孤腑，降气化痰，除胀散满。

方用：苏子降气汤合平胃散加减。苏子6g，橘红10g，法半夏10g，当归10g，前胡10g，肉桂3g，甜葶苈6g，甘草3g，生姜3g，苍术10g，川厚朴10g。

效果：6剂，咳喘胀满俱减。去肉桂、前胡、加党参15g，茯苓15g，续服10余剂而愈。

临床中本法常用于老年肺气肿、肺心病等。

3. 通调五脏法　五脏六腑各有其功能特点，两者的区别《素问·五脏别论》概括为"五脏者，藏精气而不泻也"，"六腑者，传化物而不藏也"。表面看来，六腑以通为顺，而五脏可以闭关自守，不与外界交通。其实，藏与泻须活看，藏与泻是辩证的、动态的。五脏既需要藏，精气不宜外泄，但也不能完全不泻。如心藏神，主血脉，必须以心气的充沛和脉道的通畅为基本条件。脉道通利，血液才能在脉中循环不已。否则，心脉不通，不仅会导致胸痹心痛，而且还会引起心悸、气短，周身乏力等，甚则直接危及生命。又如肺主气，司呼吸，主宣发肃降，通调水道。肺气必须宣降有序，气道通利，皮毛腠理才能开阖自如，上焦才能正常"宣五谷味，熏肤、充身、泽毛"，起到输布精微，温养卫气，防御外邪，增强免疫的作用。

余脏皆然，如肝藏血，主疏泄，喜条达而恶抑郁。肝气疏泄条达，则气机通畅，才能推动血液循环。血运于诸经，才能濡养周身筋膜。脾气散精，为后天之本，气血生化之源，且居中央而灌溉四旁。

朱丹溪云："脾具坤静之德，而有乾健之运。"脾胃只有正常发挥通达上下、升清降浊之功能，保持通运不滞，才能输转水谷精微，生化气血营卫，"洒陈六腑而气至，和调五脏而血生"，使水精四布，五经并行，周身得养而维持健康。肾主水液而藏精，肾司二便，主气化。肾气旺盛，肾阳通达，蒸腾气化功能正常，才能化气通津，分泌清浊，保持水道通利，也才能生精益髓，壮骨健脑，而保持精力充沛，思维敏捷。

由上可见，五脏亦需藏中有泻，只有"五脏元真通畅，人即安和"，否则，五脏之中任何一脏有所不通，都会导致诸病丛生。所以，《内经》中就有"五脏痹"的论述。如：

（1）肺痹

主证：《内经》曰"烦满喘而呕"，"有积气在胸中"，"发咳上气"。此类病证相当于西医的支气管炎、肺炎、肺气肿、哮喘等。

治泽：通宣肺气法。宣肺，肃肺，清肺，利肺，温肺化饮，止咳平喘，开通肺闭。

方药：华盖散、定喘汤、麻杏石甘汤、小青龙汤。

例如：哮喘病，《证治汇补》曰："哮即痰喘久而常发者，因内有壅塞之气，外有非时之感，膈有胶固之痰，三者相合，闭拒气道，搏击有声，发为哮病。"治或温散肺寒，或疏利膈热，或发汗祛邪，或探吐痰涎。药不可过凉，恐风邪难解；药不可过热，恐痰火易升。总以理气疏风，利痰开肺，勿忘根本，方为善治。护理上还应注意避风寒，节厚味，远离过敏源。

哮喘在儿科比较常见，有过敏性的，也有属于感染性的。一般我喜欢用"定喘汤"加减治疗小儿哮喘或喘息性支气管炎。

例：小儿哮喘，喘息性支气管炎。

歌曰：定喘白果与麻黄，款冬半夏杏仁桑，苏子黄芩兼甘草，寒壅热哮喘尝。

本方出自明·张时彻编著的《摄生众妙方》，并附歌曰：

"诸病原来有药方，唯愁齁齁最难当，

麻黄桑杏寻苏子，白果冬花更为良，

甘草黄芩同半夏，水煎百沸必须姜，

病人遇此仙方药，服后方知定喘汤。"

此方临证时可与射干麻黄汤合方化裁：射干麻黄汤为《金匮》用治"咳而上气，喉中水鸡声"的。

药用：射干、麻黄、生姜、细辛、紫菀、冬花、五味子、半夏、大枣，或可加地龙解痉，石韦利水平喘。

"不通"是肺系疾病的基本病理变化，《医方类聚·咳嗽门》指出："肺为娇脏，外主一身之皮毛，内为五脏之华盖，形寒饮冷，最易得寒；燥气郁蒸，最易生热。惟其易为冷热，所以内外交侵，动则邪气窒塞矣。"证诸临床，六淫之邪伤人，莫不关肺，疫疬之邪袭人，亦首先见有肺卫表证或表里之证并见。"肺气一伤，百病蜂起，风则喘，寒则嗽，湿则痰，火则咳。以清虚之府，纤芥不容，难护易伤故也"（《理虚元鉴》）。

至于其治法，总以开通肺气为主。《医原》曰："治外感燥湿之邪无他，使邪有出路而已。出路者何在？肺、胃、肠、膀胱是也。盖邪从外来，必从外去。毛窍是肺之合，口鼻是肺胃之窍，大肠、膀胱为在里之表，又为肺、胃之门户，故邪从汗解而为外解，邪从二便解亦为外解。"《医原》还说："邪阻则毛窍经络不开，即胃、肠、膀胱亦因之不开，法当轻开所阻肺气之邪，佐以流利胃肠气机，兼通膀胱气化。"并指出："燥邪，辛润以开之；湿邪，辛淡以开之；燥兼寒者，辛温润以开之；燥兼热者，辛凉轻剂以开之；湿兼寒者，辛温淡以开之；湿兼热者，辛凉淡以开之；燥化热者，辛凉重剂以开之；湿化热者，辛苦通降以开之；燥为湿郁者，辛润之中参苦辛淡以化湿；湿为燥郁者，辛淡中参辛润以解燥；燥扰神明者，辛凉轻虚以开之；湿昏神智者，苦辛清淡以开之。总之，肺经气分邪一开通，则汗自解矣。"此"开通"二字，其义须认真理解："开"字须横看，是由肺外达皮毛，亦即"开鬼门"，畅玄府，与升散向上者不同；"通"字须竖看，是由肺下达胃肠，通润、通利，皆谓之通，非专指攻下之谓。

叶天士治"肺痹，卧则喘急，痛引两胁"，用苇茎汤之轻宣肃降，加薏苡仁、杏仁、白蔻仁，苦辛淡渗以开痹，疗效显著，值得借鉴。

中医治病重视给邪气以出路的思想，是极其科学的。这种使邪有出路的思想在参与治疗H_7N_9禽流感病例中也显示出了较好的疗效。如北京患儿圆圆服用达菲15小时后，高烧40℃持续不退，呼吸急促，肺部出现病变，当中医介入后使用银翘散加麻黄汤治疗，3小时后开始出汗，4小时后体温下降，汗出热退，病情稳定，并且后来再没有出现反复。又如安徽省一患者早期10来天接受激素、抗生素治疗，且有过量体液输入，肠道菌群失调，大便不通，后经中医介入，服用三仁汤，疏达气机，调理脾胃，使病情得以控制，平稳进入康复期。

（2）心痹

主证：《内经》曰："脉不通，烦则心下鼓，暴上气而喘。"严重者，可导致"真心痛，手足青至节，且发夕死，夕发旦死"。这类病证相当于西医的风心病、心肌炎或者冠心病、心绞痛等。

治则：通畅心脉法。通心脉，温心阳，益心气，化痰瘀。

方药：苓桂术甘汤、真武汤、瓜蒌薤白桂枝汤、活络效灵丹、乌头汤等方加减。

例：曾治一例心梗患者，某杂志社总编。因心前区不适到医院诊治，被断为心肌梗塞建议装支架。后来找我咨询，我当时综合其整体情况说：既然能如此坦然地来到这里咨询，我即认为"可以暂先不装"，服几付中药看看再说。征得他的同意，遂拟方以瓜蒌薤白桂枝汤合冠心二号方活络效灵丹、炙甘草汤等方化裁，6付。结果他服后自觉舒适，遂自服近30付。一次从德国打来电话，说他出国考查，现在德国，一切都好，表示感谢。

还有一例农民患者，因患心梗，需装支架，但因经济状况不好，一下拿不出6万多元钱，于是托人找我为他开些中药，先缓解一下病情，结果同样这种治疗方法，坚持服药3个月，一切很好，并能照常下地干活。

（3）肝痹

主证：《内经》曰"夜卧则惊，多饮数小便，上为引如怀"，"胁痛出食"，或有腹部胀满，肢胁支撑等证。这类病证相当于西医的肝炎、肝硬化、胆囊炎、胆石症等。

治则：通调肝木法。疏肝气，理肝血，畅气机。

方药：逍遥散、一贯煎、金铃芍甘汤、柴胡疏肝散等方加减。

《辨证奇闻》肝痹汤：人参、当归、川芎、代赭石、羌活、肉桂、茯苓、炒枣仁、丹砂。此方对胸胁痛，呕吐，惊恐不安等症均有较好疗效。

例：一女性患者52岁，患肝硬化腹水4年。服柴胡疏肝散合五苓散、平胃散合方化裁，病情缓解，至今稳定。

此外，胆汁返流性食管炎、胃炎，也可以从肝痹论治，以四逆散合旋覆代赭汤加减化裁之，以调肝和胃，理气止痛。

（4）脾痹

主证：《内经》曰："四肢懈惰，发咳呕汁，上为大塞。"这类病证相当于西医的急慢性胃炎、小儿积滞等。

治则：通运中州法。温脾助运，消痞除满。

方药：香砂六君子汤、三仁汤，亦可选用苓桂术甘汤合厚朴温中汤加减（桂枝、茯苓、白术、党参、厚朴、陈皮、草蔻、木香、干姜、杏仁、炙甘草），以温中化湿，消痞除满，调畅气机。此正所谓"脾健不在补，贵在运"。

例：小儿积滞，常见纳呆、腹胀、便结、呕恶、舌苔厚腻等，可用达原饮合保和丸化裁治之。"达原饮"本为治时疫初起和疟疾的一首要方，临证用治小儿食积效果很好，若因积食化热，体温增高者，可加生石膏。即涵白虎之意。

另：治疗夏月内伤湿冷，霍乱吐泻，或内有湿滞，胸闷脘胀，而外兼风寒外感，恶寒发热，全身困倦者，或有咳嗽呃逆者，还可选用藿香正气散、六合汤类方剂加减。二方皆是在六君子汤基础上加减而成：

藿香正气散：系六君去人参加藿、朴、苏、芷、腹皮、桔梗、姜枣组成，全方具健脾除湿，利气散满，化浊消滞，降逆止呕，兼发散风寒，解除高热，止咳化痰，调和营卫之功。确如古人所说："表气通而里气和，食滞化而湿痰清。"

六合汤系以六君健脾补气、祛湿，加朴、杏、砂，舒脾行气，祛湿，木瓜、扁豆渗湿清热，散暑和脾，藿香理脾，祛湿开胃，合姜枣表散风寒。

二方都是治疗暑夏外伤表邪，内兼湿浊的常用方剂。

（5）肾痹

主证：《内经》曰"善胀，尻以代踵，脊以代头"，"遗溺"，"腰痛，大便难，肩背颈项痛"。这类病证相当于西医的腰肌损伤（劳损、外伤或风寒湿痹）或强直性脊柱炎、小儿脑瘫等。

治则：通督补肾法。补肾督，营筋骨，通痹止痛。

方用：《辨证奇闻》肾痹汤（白术、山萸肉、茯苓、薏苡仁、杜仲、肉桂、炮附子、防己、石斛、地骨皮）。此方可加入血肉有情之品如猪脊髓、牛脊髓、鹿筋、鹿角霜以及补肝肾、强筋骨之川断、狗脊、骨碎补等，则疗效更好。还可加当归、丹参、赤白芍、黄芪、怀牛膝、鸡血藤等益气活血通络之品以加强其通痹作用。

例：湖南名中医刘炳凡曾治一例，女青年16岁，患脊柱摔伤已2年，治无进展，初诊，颈项强硬，头不能竖起，坐倚墙壁，步履艰难，前俯后仰，失去平衡。此属"督脉为病，脊强而厥"，损伤奇经，非常法可治。因思姚之庵云："凡人之气，上至头，下至足，运行不息，则折旋任意，俯仰自如。今邪着于肾，气闭不行。岂知肾为生气之源，肾气痹，遂令如是乎。"其治则是健脾以资化源，补肾督而营筋骨。予异功散合当归补血汤、白芍、丹参。结合血肉有情之品治之。如猪脊髓、鹿筋、鹿角霜、狗脊、杜仲、骨碎补、砂仁、鸡内金等。服上方加减50剂，上下楼能行走自如，前后俯仰的姿态已正。改用食疗：北黄芪20g，苡米30g，猪脊髓1条，猪蹄筋骨并蹄爪一对（去皮肉），大红枣20枚，炖极烂分服。每隔五日服一次，结合功能锻炼，不到半年已恢复正常。原医院用局部疗法致肌肉萎缩，此用整体疗法，注意肾气之痹，月经按时而至，体重增加。

另：我认为，尿毒症（水毒）亦可归属肾痹范畴。尿毒症，中医又称关格。《证治汇补》云："既关且格，必小便不通，旦夕之间，陡增呕恶，此因浊邪壅塞三焦，正气不得升降。所以关应下而小便闭，格应上而生吐呕，阴阳闭绝，一日即死，最为危候。"

主证：中医学认为，"肾者，胃之关也，关门不利，故聚水而从其类也。"若肾阳虚衰，蒸腾气化无权，输布和排泄水液的功能失职，则不仅能使水湿潴留，泛溢于肌肤而为水肿，还可因湿浊之邪，壅遏三焦，以致清浊相干，升降失常，出现下为小便不通，上为呕恶时作。

治则：通泄肾浊法。温通肾阳，降逆泄浊。

方药：温脾汤、真武汤、五苓散等合吴茱萸汤、黄连温胆汤加减。

关于通法之运用，不仅用于"不通"所致诸病证，而且还常用于"因其通而通之也"（《石室秘录》），即所谓"通因通用"，因势利导之法。如痢下赤白，如血如脓，里急后重，窘迫疼痛，可用援绝神方（当归、白芍、枳壳、槟榔、木香、黄连、莱菔子、车前子、甘草）调气和血，消食利气，通达上下，祛荡败瘀，疗效也是很好。

4. 通利官窍法 五官九窍乃人体与外界交通之门户、通道。人体官窍，有上窍，下窍。上窍如鼻为肺窍，耳为肾窍，目为肝窍，口为脾窍，舌为心窍，咽喉亦为肺胃之门户。下窍如前后二阴亦由肾所司辖，前阴为水道，后阴为谷道。此外，男子还有精道，女子还有血道。这些周身的官窍都必须时时保持通畅，否则，"五脏气争，九窍不通"，则百病丛生。故五官九窍也是以通为用。限于篇幅，在此不作赘述。

今天就讲到这里。我今天在这里给大家讲的是："通为万事之理，不通乃万病之源，通法是万法之宗。"讲的有不妥之处，欢迎大家指正。

主讲人简介

张士卿，甘肃中医药大学教授、主任医师、博士研究生导师。1980年10月毕业于中国中医研究院（现中国中医科学院）中医儿科专业，获硕士学位。第三、四、五批全国老中医药专家学术经验继承指导老师。1988年被卫生部授予"全国卫生文明建设先进工作者"荣誉称号，1998年被中国教育工会全国委员会授予"全国'三育人'先进个人"荣誉称号，2001年享受国家政府特殊津贴。2003年荣获"防治'非典'先进个人"称号。2004年被选为"甘肃省名中医"。2006年荣获中华中医药学会首届"中医药传承特别贡献奖"。2007年荣获甘肃省"五一劳动奖

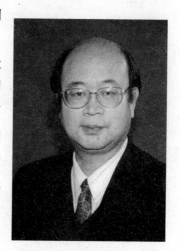

张士卿

章"。2008年获"奥运火炬手"称号。2009年获中华中医药学会"先进名医工作室"称号。2013年10月获"中华中医药学会儿科发展突出贡献奖"。

从事中医临床、教学及科研工作四十余年。其临床法宗仲景，善用经方，方活药精，师古不泥，注重调理肝脾、养阴护胃，对小儿外感发热、呼吸、消化、精神、神经系统等常见病、多发病及疑难杂症有独到的见解和确切的疗效。先后主持和参与中医科研课题多项，在国内外中医药学术刊物上发表具有较高学术价值的论文60余篇，合编出版教材、著作10余部，获省、厅级科技进步奖多项。

第八讲

辨证论治的三次奏变

孟庆云

　　我今天选的题目是辨证论治的三次变奏，介绍辨证论治。所谓辨证论治，我的定义就是医生根据自己理解的病症模式，运用经验技术来处理病人疾病的诊疗系统叫辨证论治。自从《内经》奠定了辨证论治的基础以后，曾经发生三次理论上的改变，因为三次奏变有和谐的意思。第一次是张仲景的《伤寒论》，改变了《内经》的模式。它用个案经验的模式来著述，建立六经的框架，用一系列的技巧和方法使这部书成为当时中医辨证论治的基础。

　　第二次变动是金元四家，是在宋明理学的影响下，特别是发挥了运气学说，发挥了五运六气以后，特别是注重了病基的研究，把辨证论治发展为病机辨证。在某些医学家认为，这是一次深刻的医学思想的革命，刘河间打起了医学的思想革新的大旗，当然也有很多人反对他。但是他毕竟有创新，以他的创新影响了辨证论治，这是第二次。

　　第三次就是清末民初，到现在还没变完，受到西医学的影响，特别是西医学疾病病名的影响，逐渐演成了辨证与辨病相结合的诊疗模式，这种诊疗模式大体上是动摇了中医辨证论治一体化的诊疗方式，这是对中医，甚至于在某些思维方式上也有所动摇。

下面我就说《伤寒论》以前对《内经》的认识形式，我第一句话已经说了，《内经》已经奠定了中医辨证论治的基础，虽然没有明确提出这四个字，但是这种思想和这种概念、内容全部在《内经》中展现出来。

整个《内经》就一个"辨"字，仅出现了一次，在"上古天真论"，辨论群星，辨天上的星星体现这个事情，其他篇里面再没有出现。但是《内经》的辨类多，以类序的字样非常多，所以说辨的思想非常强。从《内经》开始，中医的主要理论已经形成了，藏象、经络都形成了理论。

另外，《内经》中治法介绍也非常细腻，关于治病的原理就更有所论了。比如说《内经》专门有一篇叫"从容"，不是从容不迫的意思。从容是工艺上做一个模子，按照模子来设计、制造产品。所以说《内经》里面关于怎么学，怎么辨证都有系统的论述。总的来说，《内经》的框架是阴阳五行，这不是我说的，这是我国哲学家、佛教协会会长任继愈先生说的。他说中国古代文化的总框架是阴阳五行，尽管在民国初年陈独秀、梁启超等等都特别反对阴阳五行，但是从中国古代学术看，阴阳五行是中国学术的总框架，也是《内经》的总框架。藏象发展开始有九脏，后来为八脏，《灵枢》八空间表现的是八相。被后世接受的是五行藏象，肝心脾肺肾。《内经》建立了总框架，建立了一系列的治法治则，包括治疗的基本原理，思维方式，都是非常丰富的。尽管《内经》没有辨证论治，但是其中有同病异治，异病同治这样的词汇，还有多种辨证模式，所以说后世只能学习一部分。到了张仲景时代，有了第一次突破。尽管他用了很多《内经》中的东西，古人虽然是不同的学派，但是也要互相吸收，他吸收了《内经》的很多东西，但是他的源流不是《内经》。张仲景的东西现在找到了，是《易经》法派的东西，但是吸收了《内经》里面的很多东西，建立了《伤寒杂病论》，分分合合演成了不同的书，不在我的论述范围之内。

张仲景的特点主要是经验个案模式，这是独特的医学模式。我说现在的病症结合，甚至于要突破这个模式。现在由于用群案，一报道就是几十、几百例，正在酝酿突破。但是这种突破和传统的模式之间怎么处理，有待于我们思考。

为什么说张仲景医学模式是经验个案模式呢？是他用条写的，咱们现在叫397条是不完整的，辨脉法等最重要的把总论删掉了，受到了影响，认为不是张仲景的，是经过整理的，但是整理过的也是他的思想，重要的还在这里。

为什么用条文来记？张仲景书里面说的很明白，在《脉经》里面说了，一条一条的记下来，以流传后世。为什么一条一条写呢？因为那时有一个习惯，用竹子刻写著作，一片竹子就是一条，一条就是一条独立的经验，就是一个独立的医案。所以，我们说他这个是经验案例模式，每一条都是很独特的。

当然，在整理的时候，有的时候把相近内容整理成一个，比如说太阳病、阳明病。可以这样的整理，但是每一条有独立的医案，这是张仲景《伤寒论》的特点，按条来记，演示学术经验。主要的贡献我说三条，第一条就是六经的框架，我们得承认六经的框架是张仲景的东西。为什么张仲景用六经？第一个理由就是在先秦的时候，不管是文化还是政治，他都尊崇六经，特别是《周易》，里面有一句话叫易六位而成章，为鳖、为蟹、为蠃、为蚌、为龟等等。从八卦变成六十四卦，这是《易经》最大的突破。

另外，在先秦的时候，治国也都是用六经。所以说在那个时代，六经是整个意识形态的核心东西。所以说医学也免不了，离不开他的意识形态要求。那个时候大家都讲辨证法，当时都讲六经，张仲景也认为六经是最有道理的。

而且可以这样说，以外感热病的辨证模式来说，把一个传染病分六段、四段，这是西医病理学专家说的，包括外国的病，认为中国把传染病分成六期最符合科学要求。到少阴病是以心血管变化为主，到心阴病是以神经系统变化为主。

我们说把阴阳一分为三，比一分为二更丰富。阴阳一分为二，分成了四象。但是老子也强调一分为三，更丰富了。六经体现出三阴三阳，一分为三。当时把气候一年分成六段，也有相应的对应。所以说阴阳一分为三也比较符合人的生理。六经有很强的关于《易经》的知识，另外，和人体疾病的演变情况都很相关。"上古天真论"说治病必求于本，本于阴阳。所以说六经实质上是追求六经阴阳之本的问题，所以说张仲景用六经为框架，除了外感热病以外，还包括杂病都可以，有很多杂病都可以用六经来辨证，还都有效，这是张仲景的第一大功劳。

第二条，张仲景的平脉辨证，以脉解舌，以脉解症。他说脉相当于人的气象，整个人体的状况都可以通过脉反映出来。所以说张仲景是脉诊独大，把脉诊放在症状之前。而且脉和症，比如说有矛盾的时候，听脉的。因为脉是客观的，"脉诊独大"是张仲景对脉和症状之间的理解，这个也非常重要。所以说现在有很多人轻视脉诊，一直到孙思邈，到唐代的时候把脉放在第四位了，即望闻问切。当然，这有具体的情况，到了唐代的时候，医家掌握的信息量更充分了。除了脉诊的信息量还掌握了很多信息，所以说在孙思邈开始公然把脉放在第四位，也有他的道理，比张仲景当时掌握疾病的信息更多了，可以这样做，这是事物的发展。

说张仲景在辨证论治的时候，既把握空间，又把握时间，这也是张仲景的突破。当然《内经》本身的时间概念是非常清晰的，也是很明确的。一年四季春夏秋冬养生治病不一样，《内经》里面非常明确，特别是在死症的时候，用的词非常好。比如说评热病论有一个阴阳交，有三种情况阴阳交那一天必死。是二分二至，夏至和冬至哪一天，必在哪一天死，是预测死期的事情，不是现在的作家说的乱猜一个病名。

所以说张仲景《伤寒论》的见解非常丰富，下面我就讲一个事情，讲张仲景利用的是什么方法，那些招儿是哪里来的。我们国家医学、农学、天文学、数学运算这四个最好，当然那三个被西方科学取代了，现在唯一剩下的是中医学。中医学和天文学、传统数学有联系。方程式这几个字是中国书里面的，可不是翻译外文的。在计算的时候，是中国独特的数学思维。几何利用代数，从解方程来讲，以分步来解，最后从问题出发解决了，这是中国数学的特点。咱们国家科学院院士有专门研究这个的，抛弃了以前的学说，专门研究中国传统数学，从这里面挖掘。

解方程的思路是中国人发明的，中国人用的，比如说三元方程变成二元方程，变成一元方程，一层一层解。张仲景把这个思想用了，而且中国的体育、文化、战争也都用这个思路。比如说体育比赛，乒乓球为什么打得好？有套路，发一个侧上旋，一接过来就高，这个时候就把第二板瞄准你往大角上打，第三板这时候又准备好了，你一接就打直线，头三板是很厉害的。排球也是中国发明的，一打就是几套路子。中国的拳术、武术都是有套路的，都是中国人的思维方式特点决定的。战争也是打套路的，诸葛亮初出茅庐，告诉张飞第一战要打败，往埋伏圈里引，关羽从两方引过来去攻击。一开始张飞还不信，哪里有让我们打败的，结果赢了。所以说围城打援这些套路，都是中国传统思维，这种套路张仲景《伤寒论》里面用得太多。比如说《伤寒论》第一百条，伤寒阳脉涩，阴脉弦，法当腹中急痛，先与小建中汤，再用小柴胡汤。什么意思呢？这条张仲景没有问诊，一摸脉就知道了，你肚子疼。张仲景就说不一定一剂就好，第一剂给你一个小建中汤，不好再用小柴胡汤。这是典型的套路，两剂就好了。

还有159条，这个人伤寒，心下痞，腹泻。怎么办呢？如果我们现在来讲，把这泻的和痞的加在一起，张仲景的时候一个一个解决。先给泻心汤，用了这个就好了。然后给你理中汤，止泻。也考虑到不能很好地解决，用赤石脂禹余粮汤，再不好就不走这个路子了，你就利小便，很多作家猜测是《金匮要略》痰饮篇里面讲了一步一步的治，但很多人都孤立起来了。

34条说这个人躺不下了，就得靠着床，用小青龙汤。这一条了不起，都是拿生命作为代价的。他知道用完了以后可能加重病情，35条就说用完了这个人病加重了，四肢冷，面如醉酒状，要休克了，因为这是利水的。另外，咳嗽、喘，最重要的是病人怕死，觉得下腹有一个气往上冲，老觉得要死。紧接着下一副药，治其冲气。用桂枝茯苓五物汤治其冲气，用了这个药之后病人感觉就好了，主要用桂枝温心阳的作用。

其他的症状又重了，咳喘重了。他用了苓甘五味姜辛汤，咱们大家都有用药的经验，用两个药。现在药界流行一个角药，三个药在一起配，有很好的疗效。凡是治疗喘，都用细辛、干姜、五味子。现在把这个药作为张仲景治喘的角药，结果里面有这三个药，放在这里一治喘就很快解除了。但是还没有彻底解决，因为解决了冲气、水肿，还有消化道水肿，病人还在那里呕吐，因为胃肠淤血。张仲景就加了半夏，把呕吐、胃肠淤血解决了。

还有一个很重要的事情是下肢浮肿，张仲景在条文里面已经说了，本来可以用麻黄，但是由于麻黄伤阴，我就用杏仁了。加上杏仁一味，上气开，下气开，利了水就好了。就剩下一个二氧化碳麻醉状态，实际上治到这个程度自己也能解决了，但是张仲景又加了大黄一味药，就把这个病解决的利索了。

张仲景就治疗这样一个重病，现在也是内科难治之病。他在古代就用方剂，很好的套路分六步把问题解决了。所以说读了张仲景这一段以后，简直真是神了。张仲景是最早运用套路，钱学森先生讲工程控制论，里面也有程序控制这方面，也符合数学解方程思维。小青龙汤这一条，用的是很高明的。

下面讲一下金元四大家。纪晓岚写了一句话是"儒之门户分于宋，医之门户分于金元"。因为宋代的儒学家一开始敢于突破，非常有怀疑精神，敢于大胆的追问前人所不知道的。甚至欧阳修先生借着跟孔子的问答，问孔子做没做过《易经》。现在从出土医书里面，还是证明了孔子学过《易经》，韦编三绝真有其事。穿《易经》的竹绳子都断了三次，孔子有些话和《易经》关系很密切。当然，怀疑有怀疑的道理，允许怀疑。所以说宋初的时候有怀疑精神，很敢突破。和赵匡胤保护文化人的精神有关，所以说宋朝一开始的学风非常热烈，敢于研究。

在宋朝文人敢于突破意识的前提下，医学家也敢于怀疑前人的书是有问题的，敢于自己大胆的著书、编书。当然，有很多自己的想象，自己的创新，宋朝的人有这种思想。这种思想在宋朝医学家里面，也有很多的例子，但是最明显的例子就是影响了金元四家，主要是影响了刘河间，光一个《内经》学了35年，钻研得很透彻，而且和弟子建立了河间学派。金元四家他是旗手，扛大旗的人物。在读病机19条有了很大的发挥，当然其中一条是补充的，19是天机之数。钱钟书先生引了佛经的解释，机者温也，辨也。很多人解释病机是药也，按照西医的机制来解释，当然也可以扩展到机制，中医也需要有机制一说，当然病机的原意是没有成形之前。而且机是来自于病人的内部。根据这一条，病机是在微观的现象的时候反映出来的。把握这个病的时候叫病机，也可以包括发病的机制。论述一年的五运六气，最后才概括了这十九条，而且这十九条句句都是精辟，五运是整个一年的大变化。

最后，机生于内，机根于内。六气之辨是紧候气宜，把握气候。所以说"有者求之，无者求之"都非常重要。张仲景就发挥了"无者求之"。在辨病的时候有很多条文没有症状的。如无汗者，他也要写上病例，没有也是重要的辨证指标。但是刘河间把握了机生于内。比如说中风，认为就是外边刮风受风了，其实外边一刮风就得脑中风？

脑出血呢？可能有关系，到底是不是第一位呢？到了刘河间就意识到这是自己身体的问题，所以用地黄引子从内风开始治疗一些病，改变了外风的病。刘河间的弟子是朱元璋的御医，当时朱元璋死了把御医全都杀了，就没有杀他，他是有贡献的。一直受到病理解剖学的影响，才用了治疗血管疾病的方法来认识中风的治疗。所以中风两三千年一直在外风转，刘河间提出来根机于内，这是非常重要的。

第二个突破是现在从病机辨证，简单了，也更明确了。所以说在明代以后突破了方症对应，只要合乎病机就可以治。因此就说有见痰不治痰，见血不治血等情况。所以说病机一方面简化了辨证论治的程序，另外使辨证论治直接从机而治，产生了更多的灵活性。只要合乎病机，我选择哪个方都可以，不一定是规定的理法方药。不管是什么外感的方，只要合乎病机我就可以用，突破的就是方症对应，强调的是病机辨证。

由于病机的辨证，引起了对病机的分析。比如说运气学说，一年六个季节，过了节之后就是君火两个月，然后是相火、太阴等来回循环。所以说春天完了比春天更热，就是夏天了。最开始不是金元四家的改变，比如说天上有君火相火，人也有君火相火。所以说相火寄于肝，到了《三因方》，相火可能说的是人的三焦。到了刘河间的时代，相火寄于肾。最后朱老统一了，相火积于肝肾。特别是一些肿瘤晚期表现的相火，具体的论述各家有不少的争论。

李东垣也有研究，他说元气是好东西，和火不两立。火都是败坏人体的，火要是伤了人的元气，元气内陷，把这个叫阴火。特别是他当时治疗的病人都是阴火，相当于现在的自身免疫性疾病。比如说治慢性肝炎，过了急性期以后，表面抗原都不起作用了，实际上人体自身抗原在起作用，表现为发烧、身体没劲、食欲不振等这些表现，实际上中医叫阴火。现在传染病院治疗慢性肝炎都用的是补中益气汤治疗阴火。这样就归纳出一系列的理论，把气化学说发展了。就是一气之化，自然界任何物质都是气。用气的运动变化来解释生命，解释事物。气最主要的表现形式是升、降、出、入、开、合、聚、散，这构成了气化学说。可以说从金元四家开始用，刘河间用的最好。要解释气和外界怎么沟通，就是人体和外界怎么交互的。李老创立了补中益气汤，当时治眼睛没有什么招儿，除了肝开窍于目，通过肝来治疗。还有眼底出血的改变。他就用补中益气汤，可以提升中气，把中气提升到眼睛里，到现在咱们眼科医院也是补中益气汤治疗眼底出血，是很重要的方剂之一。

另外，耳聋不光是从肾治疗，利用升降出入来治疗。我这里来解释一下气化三方，一个是五苓散，第二个是补中益气汤，第三个是升降散。孙思邈用五苓散用得非常好，有一个案例是一个人掉头发，孙思邈说气化不足，开了一个五苓散。病人吃了没几天，头发都长好了。很多找不到原因的感染，抗病毒药无效的感染用它疗效很突出。在寒温调辨的时候，那个时候没有抗菌素的时候，用它治好了很多病。

金元四家对理论的创新，他们发现了一个医生治病的战略，一点突破的战略。所以说金元四家知道一个病很复杂，一个方得开很多药，我们就从一点解决。病都是有因果关系的，我就解决一个环节就解决得很好，当然从每一个环节都演化成一个大家。

清末明初中医面临了最大变局。另外，咱们得说也有中医自己的短处，这一点在明末的哲学家就论述了。比如说方以智、顾炎武、王阳明等已经说到"道无气不行"，我们中医《内经》里面讲的道，讲的是规律。但是人的形体属于气，道属于原理和理论。没有对形体的充分认识，关于道的认识不可能有高度。

所以说中国的解剖学停滞了，相反的西方医学用还原论，从看得见摸得着的东西入手认识医学也是很重要的途径。而且这个途径现在也很有生机，现在可以克隆人体，可以人造人了。

这个时候是两个学派（即中医、西医），然后又发展成中西医结合。这个时候引进了大量的病名，医生也确实需要了解病名，有了病名的认识才能对疾病有更全面的认识，才有解剖方面的知识。这很需要，不仅仅是病人在那里问你是什么病需要，而且你作为医生也需要。通过这个要保证病人安全的需要，所以说自然而然的，谁也阻挡不了引进现代西医病名，所以就建立了中西医病和症相结合。这个最早是1962年朱先生提出来的，这都是病症引进来以后给中医带来的，甚至现在病例都需要这方面的知识。

所以说中医是一定有提高的，讲道气互补，确实很必要，有价值。在道气互补的时候中医要发展自己，当然还有自己没有揭示出来的东西，还有人类更奥秘的东西。但是在辨证论治中有西医的参与，好处我说了一些，有了整体的认识是好处。但是也有另外两点副作用，一个是改变了中医诊疗的一体化模式。就是从诊断、治疗都是一个人完成的。和西医不一样，西医治好一个病是一大群人，有放射科的功劳，也有化验科的功劳，还有血库的功劳，一大群人才能治好这个病。中医就是一个大夫在那里治疗，所以这是一个很重要的改变，是诊疗模式引起中医的改变，这到底是好是坏不好说，但确实正在冲击中医的传统模式。

第二个冲击是冲击了对个案的认识，中医的病案具有方法学的价值，学好中医还要读案，因为医案里面有老派的思路，里面怎么写的，怎么治的都很清楚。所以说中医非常强调个案，因为一个病案是一个独特的诊治体系。比如说同样得大叶性肺炎，中医认为两个不是同一个病，不同的处理方法。协和医院的张先生说我一辈子治疗大叶性肺炎，没有见到一个相同的病例。

现在我们一报道一个病就是几十、几百例，把个人的经验全部都掩盖了。所以说怎么对待个案，还得商榷和研究，大家还得动脑子。所以说辨证、辨病的结合还闹出了笑话。当时用97个方子治疗99例脑炎全部都治好了，但是到了总结的时候没有给鉴定，当然是西医掌握学术权，理由是没有统一的治法，我鉴定什么？这个资料没有留下来。这个例子我听中国科技部信息研究所已故的贾老师说的。所以我强调个案的价值不容忽视，也不容用群案。群案有价值，我们治疗要拿出个人的规律。所以说它冲击了这两点，值得大家思考。

最后总结一下我上午讲的，中医为什么形成了辨证论治没有形成辨病论治的路子呢？大概有几个原因，第一个原因是中医理论本身是辨的，比如说咳嗽，中医说了五脏六腑皆令人咳，有肺咳、心咳、肝咳，你就得辨，不去辨就不行。特别是中医在先秦的时候，辨这个字非常的时髦，非常讲究辨。比如说辨而证其征，辨之后是归类，对类的辨是类辨。既然需要辨，又有这一套哲学思路，很显然中医就得辨，所以张仲景又叫平脉辨证。

中医也是按照《易经》的整体思维，叫动态观。他认为事物都是变动不居，比如说这个东西放在这里就不动了吗？不是的，他认为这个是动的。为什么爱因斯坦突破了牛顿呢？牛顿原则上不动，你看它的三大定律，是没有外力的，相对静止的。即便动也有动的方程式，还有一个规律的动，这是牛顿的认识。

爱因斯坦突破了，你说的光是这么走，是不是可以超过它，而且在超光速的情况下，时间也要变短，整个宇宙是弧线的，好几年以后才到日食，等了好几个日食才证明了爱因斯坦的狭义相对论，才得了诺贝尔奖，这个是和爱因斯坦相对论的思想很一致的。整个《易经》讲的变动不居，是以这个为主。

大爆炸以后，一个起点，一次大爆炸产生了粒子，粒子膨胀到一定程度，我们现在这个宇宙还在膨胀，到一定时间就要收缩了，收缩了以后又不断地膨胀，变成黑洞又爆炸。宇宙也是在变和动的，中国人这个思想很合乎最先进的科学。现在科学发展太快，现在发现的很多粒子都没有质量，物质之源上帝找到了。现在科学发展这么快，科学思想还是"动"这个字，"变动"不居是真理。

动是生命的时间特点，任何的事物都是由时间、空间构成的，人体的生命由时间表达更高明，更充分。这个人去世了，追悼会写悼词说这个人活90岁，没有一份悼词说这个人一米八。所以说中医很重视时间，在辨证里面处处从时间来考虑。同样治感冒，春夏秋冬不一样，比如说夏天加一些藿香，秋天加一些桑叶、菊花，所以说时间引进了辨证论治。

第四点叫任其物宜。这是"九针十二元"里面的，比如说病人这边有病，你得换一个姿势，治病也是，随他所能承受的进行调整。

这四条就形成了辨证论治的原因，因此中医走向了辨证论治，没走向辨病论治，这是中医的一大特点。比如说肺主皮毛，有人也根据肺与大肠相表里，还有根据血来治疗的，也有根据感染来治疗的。还有更简单的，有病无病防风通圣，在座的大家也能找出很多招，可见中医辨证论治是非常丰富的，而且非常有研究价值，可以说是一门独立的学问。

主讲人简介

孟庆云，中国中医科学院研究生院首届毕业生，中国中医科学院研究员。哈尔滨医科大学毕业后学习中医。曾执教于黑龙江中医药大学、北京针灸骨伤学院、香港浸会大学中医药学院（短期）。曾任中国中医科学院基础理论研究所所长等职，现任国家973计划中医药专项专家组成员、国家中医药管理局重点研究室咨询专家、《中国中医基础医学杂志》主编、《中国大百科全书·传统医学卷》第二版副主编、《中国中医药年鉴》编委、中国中医名词审定委员会委员。

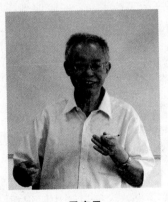

孟庆云

主要从事中医理论、中西医结合理论研究。著有《中医理论渊薮》《周易文化与中医学》《中西医结合基础理论研究方法与实践》《中国中医药发展50年》《中医基础理论》等。现已独立发表学术论文400余篇。

第九讲

走进中医气化学说——谈中医学的理论基础

许家松

　　非常高兴能在院庆60周年之际有机会和大家一起做学术交流。看到一张张年轻、充满青春活力的面孔，也让我感慨颇多。回想37年前，也就是1978年，也是这样一个金秋十月，我来到中医研究院。那时候刚刚经历过十年"文革"。1978年中医破天荒地开创了研究生教育。我们这一代人怀着对中医学深深的热爱，也怀着想把十年耽误的青春抢回来，怀着对知识的渴求，经过了三考，与一千多名参试者竞争，终于考进了中医研究院，进入了中医的殿堂。走进了被誉为"中医黄埔"的研究生院，并且有幸在著名中医学家方药中先生的指导下研读学习。回忆当年，那真是一次非常珍贵的机会。

　　毕业以后我就一直留在研究生院，并经历了从研究生班、研究生部，到研究生院三个阶段的大发展。尽管你们这么年轻，我们年龄距离是这么大，但是我们是在同一个摇篮里成长的。所以在这里我要问候大家一声：亲爱的师弟师妹们，大家好！

今天我和大家讨论的题目是：走进中医气化学说——谈中医学的理论基础。讲到中医学的气化学说，我们就不能不谈一下气化学说在中医学中的地位和作用；讲到气化学说在中医学的地位，就不得不说一下我们的中医学。

首先，我个人认为中医学是中华文明史、科技史上的一棵千年吐绿的常青树，同时也是世界文明史、科技史上的伟大奇迹。为什么这样说呢？让我们走进五千年中华文明史的时空长廊看一下：当我们自豪的历数指南针、火药、印刷术这些标志着人类走向文明的伟大发明的时候，当我们登上巍峨蜿蜒的万里长城的时候，当我们走进气势恢弘的故宫的时候，当我们俯瞰秦始皇兵马俑威武雄壮的场面的时候，我们会惊叹祖先的智慧和中华文明是如此的博大精深，辉煌而厚重，留给我们那难以忘怀的美的享受。可是这一切一切大江东去俱往矣，都已经成为历史。定格为"历史文化遗产"。但中医学不是，中医学不但在中华民族历史上，在中华民族繁荣昌盛上建立了历史的功勋，而且还跨越了两千年的时空，延不断传承至今。不但如此，现在依然保持着强大的生命力和非常鲜活的实用价值。用我们今天的话来说，就是非常接地气。它深深扎根于百姓之中，为十几亿中国人民提供着实实在在的健康服务。所以我们说中医学不但属于过去，更属于今天和明天。

我们再打开世界科技史、文化史看一看，几千年来，可以说在地球上的每一个地方都有自己的文明，都创造过辉煌的历史文化。大家想一想，我们走进非洲尼罗河畔会看到金字塔、狮身人面相、神庙。亚洲两河流域有古巴比伦汉谟拉比法典。欧洲有古希腊爱琴海文明，今天还可以看到曾上演净化心灵、教化人心的希腊悲剧的大剧场，还有斗牛场等灿烂的古代文化。我们还可以到南美洲、墨西哥，那里有玛雅文化，无数个天文气象的符号至今还不能完全解释，那突然消失的文明更成了世界之谜。

它们都成为了历史的记忆，并定格在"历史文化遗产"。只有中医学成了全世界唯一一个没有中断过的，并被完整保存的中华古老文化。所以说，这是一个非常特异的历史文化现象，成为世界文化史、文明史、科技史上一个伟大的奇迹。

中医学凭借它从不间断的传承性、至今鲜活的实用性创造了这样一个伟大的奇迹。不仅如此，中医学博大精深的内容，创新的思维还将会成为医学发展的一个智库，具备着待发掘的潜能。所以毛泽东曾对中医学有非常深刻的论述："中国医药学是一个伟大的宝库，应当努力发掘加以提高。"

中医学为什么会造就这样一个伟大的奇迹？这样一个特有的文化现象呢？归根到底是由它的科学性决定的，不科学的东西不会传承长久。真正的科学性决定了它的生命力，它的传承和使用。

我们现在看一下中医学靠什么支撑，中医学这个学科到底有什么特点呢？我对每一届研究生总是要问一个问题，甚至让他们写一个小条：你给中医学下一个定义，说它的概念。大家觉得太容易了，闭着眼睛都会说："中国医药学是伟大的宝库，是我国古代劳动人民与疾病做斗争的经验总结。"完全对，但是不全面，没有体现中医学概念里面最核心的内容，就是中医学的特点。

我谈一下我对中医学的认识，大概有几点：中医学是建立在丰厚的中华传统文化的基础之上，以人体健康为中心，把人的自然属性、生物属性、心理属性、社会属性作为一个统一的整体来阐释生命过程，人体生理、病理、疾病病因、诊断、治疗、养生、防病规律，并形成以辨证论治为主要诊治模式的，中国特有的一门传统医学科学。这样来定义中医学，我觉得大概比较能够体现中医学的特点包括：基础、中心、范畴、模式。这是我对中医学的认识。正是基于这样一个认识的基础上，我们才能正确评价中医气化学说。

下面我就谈一下中医学这样一个学科，它的科学性要依靠其学术主体来支撑。就像我们房子一样，要有支柱。中医学靠它的两个支柱支撑起这一座大厦：一个是中医学理论体系，而中医学理论体系的理论基础、理论特点就是中医学的气化学说。再一个是中医学的诊治体系，以辨证论治为主要诊疗模式的体系。有的人干脆说中医学构不成一个学科，那是完全错误和荒谬的。要成为一个比较完整的学科，一个是要有自己的理论体系，一个要有独立的应用体系。中医学是完全具备这一要求的。所以说中医学能够跨越千年发展到今天，主要还是靠它的科学性、学术支柱支撑。

下面我们说一下中医气化学说在中医学中的地位。我个人的认识就是，中医学的理论基础和特点就是中医气化学说。为什么这样说呢？我想以中医学的奠基之作《内经》来说明这个问题。我认为中医的气化学说源于《内经》，而且集中见述于《素问》"运气七篇"中。在《素问》里面有九个大论，"运气"相关的占了七个，另外，还有两篇大论，一个是"阴阳应象"，一个是"四气调神"。

我认为在整个《内经》中气化学说是重中之重，难中之难，内容不可或缺，而且命运多舛。《素问》不知道大家读的是哪个版本，从"人卫"版来看，六百页当中"运气七篇"占了两百页，也就是说三分之一的篇幅，在《素问》七篇中除专论气化，还有两篇"遗篇"，此外，还散布于多篇之中，如"六节藏象""藏气法时"约有26篇讲气化内容，有的是集中讲，有的是分散讲，占全部篇章的40%。所以说它的分量是很重的，是"重中之重"。再说它"难中之难"，表现在哪些地方？它广泛涉及多学科知识，比如说哲学、天文学、气象学、地理学、生物学、物候学、农学、历法、音韵等等的知识，所以它是有相当难度的。还因为它的文字比较古老，特别是引用了古代的不仅仅是有关气化的，还有很多国学里面的经典著作。比如说对地球的认识，当时在我们那一届方老很重视我们素质的全面培养。他请了一位南京天文学系的主任来授课，我们拿给他看《素问》对地球的认识的时候他不敢相信。当时中国古代哲学中的主流认为，天圆地方。"运气七篇"说"地为人之下，太虚之中也""冯乎，大气举之也"。这个认识相当先进，后来我查了，"七篇"实际上是引用了失传的"阴阳大论"。文字和"运气七篇"完全一样。很多是汉代语言，战国时期的语言。所以有人说你们那个"运气七篇"简直就是"天书"，就是"绝学"。当然，这也不见得说的合适，但是这说明了它的难度。确实是"难中之难"。为什么"不可或缺"呢？简单提示一下，后面还要讲。中医的外感六淫病因学说源于"运气七篇"。"病机十九条"大家都背过，离了这十九条无法讲病机，这也源于"运气七篇"。搞药物的同学在座的有多少呢？最传统的认识就是中药的性味归经，四气五味都是在这里提出来的。讲方剂的"君、臣、佐、使"出自"运气七篇"，所以说它的内容不可或缺。我下面要讲一点，气化理论命运多舛，走的实在是很艰难。1840年鸦片战争之后，西方的列强用它的炮舰轰开了中国的大门。由于我们长期以来面对强势的西方文化，在中华民族的心理上造成了一定的不自信，缺乏文化自尊、文化自省，甚至于对中华传统文化的自卑心理。有的人打着"中医科学化"的招牌，否定中医理论，废医存药。不是说中医不需要科学化及与时俱进，但是看你怎么科学化，化成西医是不可取的。

西方列强的入侵，西方文化的强势传入，也使我们痛定思痛：中西医学到底不同在哪里？我们的先贤最后得出一个结论：西医讲解剖，中医讲气化。比如说清末民初有名的医学大家恽铁樵就讲过："西医之生理的解剖，《内经》之生理的气化，《内经》的五脏非血肉之五脏，乃四时皆五脏。"明确讲到，中西医学比较的最大不同在于中医讲气化，西医讲解剖。基于气化学说的丰富内涵，其在中医学中居于理论基础的地位。20世纪50年代的中医学习西医班，方药中先生讲了五运六气。但是"文革"把一切都打断了，出现了断层，为此我们的中医老前辈奔走呼吁并得到了中央领导的支持。1976年中央领导亲自批示在中医研究院建一个全国中医研究班，当时主任是岳美中先生，副主任是方药中先生。方药中先生提出：按学习《内经》的要求就要讲气化，但是经历了"文革"，人们还是不敢轻举妄动。于是就提出：方老您讲可以，但是要讲一段"运气七篇"，就要用马克思列宁主义毛泽东思想批判一段，然后再讲。这事反映到当时的季院长那里。季院长说："你们提了这样一个意见，我想问一问你们谁能够审查方药中的气化讲稿呢？准备找谁审查？"此时无人回答。他说：方老可以讲气化，不用经过审查，但是"文责自负"。1976年发生了唐山大地震，师生都进地震棚里住，最终还是没有讲成。1978年改革开放的春风吹遍中国大地，中医的春天到了。在方药中先生的坚持下，由方药中、任应秋两位先生（我把他们称作"无冕大师"）给我们全面系统地讲授了"运气七篇"，逐篇进行了精要的提要钩玄。作为首届研究生我能够在这些先生的指导下学习真是三生有幸。毕业以后在方药中先生的指导和合作下进一步深入研究中医气化学说。1984年出版《黄帝内经素问运气七篇》，共计81万字。这本书获得了国家中医药管理局科技进步一等奖。

学习、研究中医气化学说的最主要体会就是，让我找到了开启中医学大门的钥匙。所以，今天我就想趁着院庆60周年的机会和大家一起讨论一下中医气化学说。

下面从三个方面来给大家做交流：

一、释义中医气化学说

首先，解释一下中医气化学说。先说"气化"的"气"，再交流"在天为气"，"寒暑燥湿风火，天之阴阳也，三阴三阳上奉之"，"所谓本也，是谓六元"。这里我解释一下，所谓"气"在气化学说中，就是指自然气候。中医气化学说对自然气候提出了六个气候要素，作为观察气候的指标。就是说所有自然气候的千变万化离不开风、热、火、湿、燥、寒。现在每天听天气预报，如：晴转多云，北转南风二三级，最高气温15℃，最低气温6℃等，指寒、热；相对湿度30%，指的是燥、湿。如果湿度降到10%～15%就要温馨提示多喝水。刮北风就凉，提示及时增减衣服。说来说去还是讲燥、湿和寒、热，已经大大细化了，精确了。但是气候的要素没有变，总之"气"指自然气候，具体来讲就是风、热、火、湿、燥、寒，六气的行有止有位，什么时候到来，占据一定的时空，是有规律可循的。

再讲"化"，"物生谓之化""在地为化"。"化"指的是地面上的各种生命现象，比如植物的"生长化收藏"，比如动物包括人生命的"生、长、状、老、已"。

我们再讲一下"气化"。"气化"是"气"与"化"的关系，"在天为气，在地成形，形气相感而化生万物矣"。"根于中者，命曰神机，神去则机息。根于外者，命曰气立，气止则化绝"。就是说，只有在合适的气候条件下，生命才能够产生，才能够因气而化。如果不具备这样的条件，没有"气"就没有"化"，有"气"才有"化"。也就是说，正常的自然气候变化，是地球上生命产生的外部基础条件。所以你要研究生命现象，就一定要研究这个外部基础条件，就好比养金鱼要研究水一样。张仲景说："人禀五常，因风气而生长，风能生万物，亦能害万物，水能载舟，亦能覆舟。"就是说自然气候与人生命的关系就是"气"与"化"的关系。所以研究生命离不开气化，没有气就没有化。现在就算跑到其他星球，如果没有找到合适的空气和液态的水，生命就不可能存在。

我们讲了"气""化"和"气化"。中医气化学说理论是论述自然气候运动规律与生命活动、人体健康与疾病相应关系的理论；它是以整体恒动观为指导，以长期观测为基础；论述了自然气候运动变化规律和人与天地相应的生命活动规律；提出了中医学对生命活动、人体生理、病理、疾病病因、病机、诊断、治疗、康复、养生等一系列规律性的认识，从而成为中医学的理论基础与理论特点。

二、气化学说的主要内容、核心与精华

第二个问题从五个方面讲一下中医气化学说，也是勾画一个轮

廓：①自然气候运动变化的周期性规律，即"五运六气"格局。②自然气候的自稳调节规律，即"五运之政，犹权衡也"，"亢则害，承乃制，制则生化"。③人体生命节律与自然节律相通相应，即"天地之大纪，人神之通运也"，"人与天地相应"。④从"气化"角度演化出中医理法方药的系列理论。⑤气化学说描绘的宇宙动态图景模型，即"日、地、五星"，天文背景下"天-地-生-人"一体的宇宙动态图景。

我们先讲第一点，中医气化学说中关于自然气候运动的周期性规律——"五运六气"的格局。大家对《内经》都比较熟悉，因为时间不够，过去在研究生部全国各地讲座时要用6～8个学时，在这个地方我不讲具体运算方法了。怎么运用"五运六气"和它的特点是我今天要讲的内容。

首先讲一套基本的运算公式。五运的运算公式：甲己化土，乙庚化金，丙辛化水，丁壬化木，戊癸化火。六气的运算公式：子午少阴君火，丑未太阴湿土，寅申少阳相火，卯酉阳明燥金，辰戌太阳寒水，巳亥厥阴风木。这是运算公式，大家都学过数学，求证得出结论。大家看一下，这两套公式里面都包括什么要素。首先是甲乙丙丁戊……子丑寅卯辰巳……这是天干和地支。还有太阴、厥阴等等，这是阴阳。阴阳还要分三阴三阳，五行。公式的组成有天干、地支，有阴阳、五行，还有六气。刚才说过了，六气即"风、火、热、湿、燥、寒"是根本。所以这两个公式总结一下就是以"六气"为本，以"阴阳五行"为标，以干支来纪年，综合分析不同年份和不同的自然气候变化的大致情况。

在战国的时候，天文学已经相当的发达了。那个时候已经可以画出五大行星的图和表。太阳系里面太阳为中心。24节气划分一年气候变化也是在这个时候形成的，是从日地关系测定出来的，根据圭表上显示的日影长度来推算的。现在广播中每一天都会预算当天下午的降旗时间，第二天上午的升旗时间，这是怎么算出来的？都是根据太阳的起落推算的。到了二分二至的时候，下午的降旗时间和第二天早晨升旗时间基本相同，现在测算手段大大进步了，但是基本道理没有变。自然气候从量变到质变中间有几个拐点，这几个重要的拐点是24节气，其中二分二至是最重要的，完全是根据太阳的影子在圭表上算出来的。

战国的时候，24节气已经形成了。大约在公元前400多年到公元前200多年，五大行星不但算出来了而且也画出来了。西方的天文学认为中国古代天文学是从古希腊转过来的，完全不是这样的。中国有自己独立的天文学体系。中国的天文学说非常看重地球周围行星的运行，尤其是太阳、地球、行星之间的关系。太阳是家长，是父亲，围绕它转的有地球、五大行星。地球与五大行星的关系好比兄弟姊妹之间的关系，有打架，有和好，它们之间相互影响。所以归根到底自然气候不但要看太阳，还要看地球和五大行星。算来算去实际上是对整个太阳系的整体观测。十天干，十年一周期；地支六十年一周期。一年24节气，乘上60就有一千四百四十气。谓之："千四百四十气，凡六十岁而为一周，不及太过，斯皆见矣。"这就是说六十年一周期。气候有哪些地方不同了，有哪些不足或者太过都能够看出来，后面有160年的大周期，这里我们就不谈了。

通过"五运六气"的两套公式测算了不同年份，全年各个季节的气候、物候、疾病大体上的情况在"运气七篇"中都有。每一气有六十天零八十七刻半。我的病人问我为什么最多预测两个月呢？我说经过两个月自然气候会发生变化，因时制宜，我的方子也要改变。以上大体上从简来说一说这个公式是怎么构成的，而至于具体的计算和运用，必须要进一步细化。

下面分析一下基本公式运算方法的特点。大概有四点：

第一点是气象要素选择的科学性，刚才已经涉及了这个问题，以六气作为指标测算一年当中自然气候的变化，越过了两千年的时空，今天国家气象局还是讲气、讲象。还是风、热、火、湿、燥、寒，风向北转南风二三级。气象要素还是这些金指标，但是观测手段突飞猛进了，可以通过气象卫星直接看到大气怎么流动，看得非常清楚。这是几千年前不可能做到的，所以我要讲"五运六气"测算有它的局限性。但是它选择这个指标是非常科学的，因为以这个指标把一年划分为六个季节，每一个季节有四个节气，共有24节气。其中春分、秋分、夏至、冬至、立冬、立秋、立春、立夏等是最为重要的。

第二点就是"客""主"加临，要把"客气"和"主气"放在一起来分析。"主气"好比是主人，主人常住在家里不动。"客气"好比是客人，客人有来有往。要把一年当中的常规变化和特殊变化结合起来，把"客气"和"主气"结合起来，这就是"主客加临"，这也是非常科学的。"主运""主气"，是常规变化，再算"客运""客气"，是特殊变化，两者结合起来就知道气候变化的大致趋势。

第三点是"五六相和"，即把"五运"和"六气"结合起来。怎么回事呢？这个问题还是很有争论的。我个人的认识是观测的侧重点不同。"五运"，很明显是气候的特殊变化，与五行星有关，在观测气候的时候，要观察五行。相比而言，在"运气七篇"中引用的古天文学资料里面，五运系统更古老，论述更简约。观测的重点是地球和五行星。六气系统相对更具体，观测的重点是日地关系。咱们是住在地球上，不会住在土星上，是地球村的人，就得更多关注地球的变化。六气系统相对更具体、更详细。五运和六气相合就成了六十年周期，因为"五运"合十天干，天干有阳干和阴干，分"太过"和"不及"。十年里有强弱，在国际关系中不光是弱国无外交，气候弱了也不行，所以说运气相合中有胜有损，气候也是胜者为主。通过"客主加临"和"六气相合"其实质就是把太阳、地球、五行星这样一个太阳系综合起来观察每年自然气候和实际变化的。

第四点是规律性和实际气候实质性相结合，算来算去都准吗？"天有不测风云"，自然气候在"运气七篇"里有一句话"应常不应变"，说明还有不按规律的突然变化。通过运气的推算提供了天气的形式和趋势，但是还是有特殊的突然变化。有的时候不准，所以说不能太拘泥于这些公式，"时有常位而气无必也"古人说得很清楚了。

几千年来，气候的变化很大。在若干年前北斗是九颗星，我小时候在黑夜里看到的是七颗，有两颗相距太远，已经看不到了，天象和星象变了。今天地球人经常出去旅行，几十个小时到欧洲了，几十个小时又回来了，人类频繁的活动也使得地球产生了如温室气体效应等，影响了我们人类的生存空间。最近说天气变暖是大趋势。所以在这里提出的运气规律不能够完全吻合。因为天变了，地变了，人的活动变了，自然气候也变了。上面分析了运气计算的方法。

下面要讲一下运气计算在医学上的运用。

观测各个年份，不同季节自然气候的变化情况和预测相应疾病发生和流行的情况。测算出来以后，比如说今年2015年是乙未年，太阴湿土司之，太阳寒水在泉。全年以气候偏于寒湿为主，上半年湿比较多，这已经应验了。春雨非常的多，今年下半年冬天是一个寒冬，冰天雪地，冷得早一些、明显一些。运气学说的冬季是终之气，是从11月中旬到明年1月的中旬。

再回顾性的验证一下，看一下历史上的情况，以北京为例。先说一下PPT上的图"六气"、"六步"、24节气主时图。从外圈往里圈数，第一圈24节气，第二圈、三圈是六气六步，指主气。第四圈、五圈讲的是客气，比如说今年是太阴湿土、司天，上半年雨水大而且贯穿全年，下半年大家在临床上注意一些寒冷的骨关节病，可以大胆的用一些温热药。

现在举北京历史上的例子，以太阴湿土司天之年为例，客气逢丑未之年的时候。1733年《清史稿·灵异志》记录："京师大疫。"60年以后，吴鞠通来到了北京参与整理《四库全书》，并小规模的行医，经过十年。当时，医生们大都分不清伤寒和温病，用温热药治疗温病，死人无数。吴鞠通开始用新的方法来治疗温病，从此医名大振从各医生中脱颖而出。大疫过后，他写了《温病条辨》一书，建立了

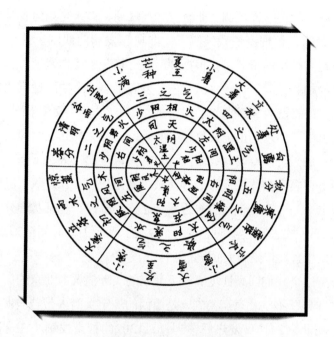

六气六步24节气主时示意图

于"理、法、方、药"为一体的温病的辨证论治新体系。

再看2003年的SARS，这一年是癸未年，属丑未年。在座的各位应该还记忆犹新，一场突降的SARS灾难震撼了我们的心。当时非常的紧张。记得我给学生讲课的时候，研究生被封闭在教室里，由食堂给大家送饭，不许出门。我从西苑来，一路上都碰不到人。作为一个中医工作者，又是讲温病的，并且讲的是传染病、感染性疾病和发热类的疾病。从学习内经、伤寒和温病的体会来讲，中医对于急性传染病有很丰富的经验。怎么办呢？中医没有介入，没让中医介入。真是太着急了，因为我们毕竟做的是这一份工作，我们对社会和人民有责任。这个时候应该站出来担当责任。心里非常不安，但我是人微言轻。介于我对中医的了解，建议中医人士介入SARS的治疗。但只是叫我们去开会发表意见。我心急如焚，但没有办法，电话也打了，不管用。怎么办？我只好拿起笔来写文章，流行高峰的时候连续发表了三篇文章。我就用气化学说预测"非典"的高峰期,古人是如何应对和设计治疗方案的,根据疫情我绘制了"非典"发病曲线图。这是一个预报,不是回顾性的验证。我根据"运气七篇"、《伤寒论》和《温病条辨》的相关记载,在《中医杂志》发表了第一个中医论治"非典"的方案。这三篇文章都被当时中医局收入到"非典"文集中。

我引用了"六元正纪大论"中的一段话:"凡此太阴司天之政,气化运行后天。阴专其政,阳气退辞,大风时起,天气下降,地气上腾,原野昏霭,白埃四起,云奔南极,寒雨数……二之气,温厉大行远近成若……"我是说逢丑未之年二之气的时候,包括从春分,一般至3月21日左右。经过清明、谷雨、立夏,两个月的时间至5月21日,有可能发生急性传染病大面积的流行。

根据这个我们回顾性地算一下北京的实际情况。北京的第一例家族性"非典"不是北京产生的,是山西的珠宝女商人带着全家参加广交会,到北京3月5日发热后,3月11日302的护士发病(在这次"非典"中殉职的医务人员有8名,其中包括西苑医院1名)。快速进入发病上升期,3月27号到4月20号天天上升,4月21日后百人发病,那时候每一天发病的人数最高为152人,5月19日后日发病人数下降。根据每一天的发病人数详细记录,绘成了一个北京市"非典"发病曲线图。北京死亡率是7.37%,其发病情况完全符合"运气七篇"上述提到的发病流行时间。到了三之气以后,5月27日发病率降到0。2003年也是一个癸丑年,从"非典"的发病流行对照千年以前古人对这一年气候和发病的预测非常符合。

所以说我觉"气化学说"在医学上的运用第一点就是对疾病发病流行的预测,至今仍然有意义。因为病原体本身也是一个生物,也是一个生命,它也有它的生活传播规律,而它的规律是与气候有关系的。

第二点讲医学上的应用,可以作为预防和诊治的一个参考。首先讲预防,很多呼吸道的传染病是从鼻而入。《素问遗篇》讲"避其毒气，天牝从来"。"天牝"就是指鼻孔，指防止从呼吸道传入。另外，中药多半是植物药，头一年算好了什么年适合种什么东西，比如说地道药材，产地就意味着当地的气候等因素，如我们讲的四大怀药。同样一种药，产地不同，气候条件不同，会出现"质同异等"。因此，质量和气候条件密切相关。

第三点就是在养生方面提出的"药食同源"。每一年什么气候下适合用什么药，适合吃什么东西。作为一个临床医生或者说药物工作者，你应该考虑到自然气候对药物质量的影响。

下面谈一下我对五运六气计算的看法。气候周期是客观存在的。自然界有很多存在着的周期性的规律。日出日落，月的阴晴圆缺，春分、秋分、夏至、冬至的黄昏昼夜长短变化。尽管是天气在变，人的活动在变，但是五运六气的格局对于预测中长期的天气形势预报来讲是有意义的。但是有局限性，要客观的对待，不能说中医包打天下，什么病都能治，"五运六气"都与之吻合，不能这样说。现在中医学不是主流医学，但是中西医要比较一下，在不同历史条件下产生，各有优势。运气学说产生的国家是中国，主要是黄河流域。从纬度来讲，大概是在北纬50多度，到海南岛10度多。这么一个广阔的领域不可能都是一样的气候，所以说它有一定的地域性差别和局限。比如说在一定纬度范围之内，有一定的覆盖率，特别是北京、黄河的中上游，相当的有意义。一定要看到地域的局限性以及科技手段的局限性。古人是用肉眼在那里观察星空，现在空气被污染，只能看到月亮。气象卫星在那里不停地转，大气环流到哪个地方了，比如说明天冷空气到哪里了，如到了张家口，几小时向北会到北京的北部等等，都是可以运用现代科技手段预报的，会精确和准确得多，特别是对灾害性天气的预报意义更大。地域的局限性和观测手段的局限性，使得运气学说里关于自然气候中、五运六气这样预测的局限性越来越大，不能否定这一点。

古今气候产生了变化，人类的活动有很大的变化，比如说几十个小时飞到欧洲，一个小长假能玩很多国家，人的时空活动范围大了，天变、地变、人变，你这套公式能够以不变应万变吗？但是我们要看到周期性规律中对气候预测的中长期预测，对我们预测流行病的发生流行的大致情况还是有意义的。一个讲气候，还有一个讲物候，今年气候较冷，收成要晚一点。还有一个是病候，预测哪些疾病有发病趋势，也有意义。比如说最近骨关节病多、呼吸系统病多了，气温下降了，人的适应力有限。还有某些病，我看肾病比较多，发现肾结石发作有时间规律。还有口疮，即口腔溃疡也表现在某一段时间发病就多一点。"七篇"中总结的病候非常多，非常有意义。

第二个规律我觉得如今更重要的是自然气候的自稳调节规律，经文谓"亢则害，承乃制，制则生化，衰则大乱，化生大病"，"外列盛衰，夫五运之政，犹权衡也，高者抑之，下者举之，化者应之，变者复之，此生长化成收藏之理，气之常也，失常则天地四塞矣"。另外，"有胜则复，无胜则否"，"郁极乃发，待时而作也"，都是讲自稳调节规律。

什么意思呢？主要讲一下"五运之政"这一篇。著名科学家竺可桢有一篇论文讲《中华五千年气候变化》，把它划分为气候变化的几个阶段。张仲景生活在东汉，当时气候寒冷，年平均气温比现在要低3～5℃。气温这么大变化，疾病肯定要发生变化。"五运之政"包括了风、热、湿、燥、寒五气的作用，你们见过秤杆和秤砣吗？如果秤杆高了挪一挪秤砣，秤杆耷拉下来了再挪一挪秤杆，让它平衡。自然气候本身的自稳调节作用就像秤杆和秤砣调来调去保持平衡的关系。自然气候本身具有的这种功能，让自然气候分为冷、热、燥、湿，不管怎么样"调来调去"让地球上的生命存活下来了。尽管它千变万化，就是本身要进行自调以保持平衡。比如，自然气候热到一定程度就会凉，凉到一定程度就会转温，如果春天天气很暖和，没有脱棉衣就穿衬衣了，过不了几天西北气流来了，温度一下子降下来了。但如果说把最高和最低温平均起来是没有太大区别的，但我们的生命是在高高低低的温度里生活，而不是在平均温中生活。

比如春天来得挺早，桃花一下子开了，玉兰花也开了，但是西北风一来，过度温暖之气叫"胜"。自然气候本身就会产生一个"复气"，恢复它的气，报复它的气，"复"就是恢复你的正常情况。气候太热了，马上凉起来，西北气流就是"复气"。通过"胜复"来进行自稳调节。就是说自然气候本身存在自稳调节机制，老是在不断的调节。有些搞气象学的人就是不服气，因为年年算下来，年年的平均气温是差不多的。我说你在平均气温里生活吗？这样一个气温的自稳调节变化是自然气候本身存在的。春天温暖是正常的，太温暖了有一个复气恢复它，"胜复"是自稳调节的表现，也是气候的自稳调节的主要形式。还有一个自稳形式是"郁发自调"，本身郁极到一种程度靠自己爆发来调节。中医学里面讲"人与天地相应"，就是说，自然气候本身有自稳调节规律，人体本身也是相应存在，自稳调节能力的，这种能力就是我们常说的"正气"。"正气"就是在遇到对健康不利的情况的时候起来抗争，预防、抵抗外邪，激发、恢复自身的抵抗力，这种力量就是人体自身所具备的自稳调节能力。

自稳调节我认为是中医审视健康和疾病的出发点，不是做体检和生化检查，也不是B超。人体与自然气候和周围环境适应的时候，你就是健康的，"正气存内"。不能适应的时候，你就是疾病状态。鼻炎犯了，鼻涕就来了，这就是说遇到外面邪气的时候，这就是你自己在调节。调节不过来，白清鼻涕变成黄浓鼻涕，头疼了，额头都疼了。那就是用药物等不同方法来助一臂之力。中医学从人体的自调能力来看待人体健康和疾病，运用各种医疗手段想办法来激发、恢复你的自调能力。中医不但从"自调"和"失调"来审视你是健康或疾病，同时还把恢复自调作为治疗的落脚点。

用这样一个标准来衡量，中西医会有些不同的看法。我觉得自稳调节规律应该是人体本身和自然界相应的功能。中医学从自调来审视健康和疾病。通过各种医疗手段启动、激发、调节、辅助、恢复人体的自稳调节功能，作为中医诊断治疗疾病的出发点和落脚点，从而形成了中医学诊断治疗观的根本特点。

立足自稳调节是中医诊断治疗疾病的一大特点和优势，也是中医气化学说当中最重要的一个规律。方药中先生有一次在外地开会，有一个人说了："中医治病就是贪天之功。举例说：一个军阀的老太太病了，发烧、感冒先请西医，三天还没有好。又去找中医，到了第五天中医去了，一剂药汗出热退就好了。其实感冒不治也有自愈的可能，就是看你会不会贪这"天功"了。激发人体的正气，使之起来和疾病抗争。人呼吸心跳停止了，你用心内注射救活了多少人？最后是一大盆针管子、输液袋子。病人说大夫辛苦了，大夫说我们都尽心尽力了。但是有起死回生吗？没有。人体正气不存在的情况下，任何治疗手段都是没有用的。当然，现在有"除颤"等等的手段，有一些心跳停止以后，通过电击也可能转变。但在大多数情况下，人体的正气，自调能力，在正邪交争中居于主导地位。总之，自然气候和人体本身具有自稳调节机制，是中医气化学说一个非常重要的内容和精华。

第三个是人体生命节律和自然节律相通相应，也就是"运气七篇"里面所讲的"天地之大纪，人神之通应"。"人与天地相应""人应之""物由之"是自然界的大规律人，是和它相通相应的。中医气化学说里面最重要的一段原文："太虚辽阔，肇基化元，万物资始，五运终天，布气真灵，摠统坤元，九星悬朗，七曜周旋，曰阴曰阳，曰柔曰刚，幽显既位，寒暑弛张，生生化化，品物咸章。"这段话说明自然气候的正常变化，是一切生命产生的基础。一切的生命现象就是从这里开始的，"五运"在这里指的是风热湿燥寒五种气候，按时来到地球上，占据一定的时间和空间，也决定了地面上的生物现象。"九星"在这里指的是恒星，"七曜"是指五星再加上日、月，一圈一圈地在那里不停转。在那样一个不断地运转当中，出现了阴阳的转化，有的是柔，有的是刚，分出春夏秋冬的四季。

在这样的情况下产生了地面上的生命现象，即"生生化化，品物咸章"。这是讲到了自然气候的正常变化，是一切生命产生和存在的外部基础条件。一旦气的运动停止了，生命就不复存在了，所谓"气止则化绝"，"故风寒在下，燥热在上，湿气在中，火游行其间，寒暑六入，故令虚而生化也"，"燥以干之，暑以蒸之，风以动之，湿以润之，寒以坚之，火以温之"。这段经文讲的是各气的作用。"风以动之"，南京大学天文系的卢尖教授对这句话的理解十分惊讶："这是中医对气的定义吗？"到现在物理学上对风的定义还是空气流动就是风，完全是一样的。

一年当中除了寒热风的变化外，还要有一定的湿度。在运气里面"火"是两个"火"。为什么呢？说明火对生命的重要。六气当中，"火游行其间"，四季当中都要有火，包括冬天。如果是零下60℃以下生命还能存活吗？不能。在六气当中始终有火，有多有少而已。火少了你就冷，火多了你就热。为什么"虚而生化"呢？如果一个不走了，后面就进不来，停住了，堵路了。以后生命就没有了，这也是讲的气化一段重要的原文。"人身是一个小天地"这是张仲景讲的，他是中国医学史上哲学修养最深的一位大家。很多概念如"一分为二""人定胜天"，这些哲学概念也是由张仲景首先提出来的。

"人与天地相应"还表现在人的生命节律与自然节律相通相应。人以天地之气生，四时之法成。这些节律很多，现代科学里有一个"生物钟学说"，和中医气化学说有很大的不同。

由于时间关系，我们讲几个重要的结论，第一个是刚才讲到的节律年。2015年是乙丑年，太阴湿土司天，太阳寒水在泉。一年里面大致气候变化是湿偏盛，寒偏盛。在分析气候的时候，"司天之气"最重要。今年全年特别是上半年咱们要重视湿的问题，下半年冬天的时候，要注意寒的问题，今年冬天是寒冬，骨关节病是多发病。

再讲一个季节节律，"五脏应四时，各有收受"。《素问》里面有一篇叫"藏气法时"。人体五脏的生理功能和自然气候是相通的，比如说我们在讲藏象时，不是讲"藏心形态"，就是讲它的功能外候和自然气候相应的关系。比如说"心者，神之本也，神之变也，其华在面，其充在血脉，为阳中之太阳，通于夏气"，也就是"五脏应四时，各有收受"。

中医讲人体五脏，也有一些最基本的认识，如在《灵枢》里面，讲胆藏有胆汁。但是更重要的不是形态，而是功能。功能是主要讲其生理作用。在什么时候最强呢？"五脏应四时"，比如说肝脏的生理功能在春天是最旺的，气候温暖多风，肝的功能最旺，风病、肝病最多。西医讲肝炎高发在春天，中医也讲了"肝"旺于春。气化中关于"量"的概念，比较粗。分太过、不及和平气。强调有了胜气到一定程度就有复气。肝旺于春的时候，出现的病是肝病和温病、风病，心通于夏气，很炎热。疾病多见是心病、热病，依次类推。也就是说人体五脏的功能和自然界的季节节律完全是相通相应的，在生理情况下相通应，在病理情况下也是和气候有关系。比如说："病在肝，愈于夏，夏不愈，甚于秋，秋不死，持于冬，起于春。"在夏天的时候，是母子相依，有利于向愈，秋天遇上了胜气，不死也得加重。到了冬天由于冬是它的母气，这个时候往往是与病情持平。在临床上有时候也遇到一些怪事，我和方先生都在门诊遇到过这样的病人。他遇到的是一个体育学院的老师，我遇到的是普通的病人。平时肝功正常，每到春天都表现为转氨酶升高，然后自然下降，也不是脂肪肝，也不表现为季节性。病人会说许大夫别着急，夏天的时候自然下降，果然如此。所以说有些病人确实有这种情况，但是没有足够的病例作为一个规律来说，那还是需要一定数量的。我们来看一下这张表，一个是季节，一个是气候，一个是物化，一个是藏气，一个是疾病。春天气候的特点是风温，物化表现为生，发芽。作为相通相应的藏气是肝，疾病是肝病、风病、温病突发。其他都表现为法时，"五脏应四时"，具备这样的季节节律。作为一个医生来讲，应该知道这个病多发、高发加重于某一个季节。这是关于季节性的节律。其实还有很多的节律，比如说月节律，月亮的银灰，海水的潮汐。很多规律在临床上有用处，比如说经常看到发热，中医分类方法是外感发热和内伤发热，发热的时间和高峰一定要记录得非常详细。这个日节律、时辰节律对辨别气虚发热、阴虚发热、血虚发热、湿热发热等有很大的关系。

就内伤发热来说，比如说早上起来发热，我们认为这样的病人应该是气虚。但是也有更多的病人是下午两点钟到五六点钟发热，甚至持续到夜间，这种病人很多是阴虚发热。很多病人排除了结核、肿瘤晚期、慢性肝炎、泌尿系感染的发热，外感发热后的低温不退，我经常是按照阴虚和血虚来治疗，其中一味主药是青蒿，古人用青蒿来抗疟，清虚热，当今临床上也用于清虚热。从发作时间对疾病定性很有用处，例子非常多。比如说有一些头疼定时发作，有的人就是三点到五点，我们又参照时辰节律，考虑相应的脏腑经络，对提高临床疗效都非常有用。这是讲了年节律、季节律、月节律、日节律和时辰节律。

接下来主要讲的内容是从气化角度演化出的中医理、法、方、药的系统理论。

第一，病因提出与发病流行的理论。经文谓："夫百病之生也，皆生于风寒湿燥火。"也就是说疾病的发生原因之一就是自然气候的异常变化，这一认识就是从气化学说里面提出来的。发展到后世还有很多，特别是明清温病学的兴起。金元四大家之一刘河间就特别强调火热，说病机十九条里面有五个火，四个热，还漏掉了"燥"等等。打开《温病条辨》原发病共19条，有一个规律认为，温病流行与运气有关，吴鞠通认为温病的病因与自然气候反常的温热非常相关。

第二，中医的病机理论与分析病机的模式。在病机19条里面不仅是说一些具体的病机的内容，还提出了中医学病机分析的模式。一个是分析病机要定位，什么定位？五脏来定位，分析病机要对疾病有一个脏腑的定位，这就是"诸风掉眩皆属于肝"，很重要。比如说同样一个发热的病人，可以是上呼吸道的感染，支气管肺炎，还可以是肾盂肾炎，用的方子则大不相同，应该用五脏先定位，当然里面还有经络定位等等。再看中医分析病机的语言表达，什么"火"和"湿""热"等。中医对疾病病性的分析就是用六气的性质特点来归类疾病的性质。比如说"中风"，不是外风，是内风。但是来势非常迅猛。对这种突然发作的，来去不定的疾病都给它定性为"风"。比如说荨麻疹，出没不定，与"风"的"善行而数变"的特性相似。中风、脑血管意外我们觉得来势凶猛、发作性头疼也可以定性为"风"。比如湿，女同志白带很多，分泌物、呕吐物等都可以定性为湿，与"湿"的"重浊而黏滞"特性相适应。对于一些红肿热痛定性为火热，引起神志改变的就定性为"火"，因为火的特点是上逆，这也是根据自然界六气的特点来归类疾病的性质和病机，也是源于气化学说。按病机19条的病机模式，以五脏进行定位，用六气的性质定疾病的性质，具体的内容就不再讲太多了。中医分析病机的方法其中有几个要素，方药中先生提出了"五步法"。第一步定位，第二步定性，第三步是"必先五胜"。就是根据"五行相胜，五气相胜"，要找出谁胜过了谁，辨析主要的病理变化。在临床上要找原发病，比如说现在肾病比较多，糖尿病肾病、原发性的肾病都一样吗？不一样。比如说有的要考虑心肝肾，尽管都表现为肾功能不全。归根到底，病机理论应该说是源于气化学说。从自然气候演化出了中医的病机模式。

我们再看一下治则、治法理论。这里我举了14个都是从"运气七篇"中演化出来的。比如说"治病求本"和"因时""因地""因人"三因制宜，轻重缓急治则，"药性有偏胜，中病则止，过则伤正"，证有真假，治分逆从，证有虚实，治疗法度，治养结合，病后康复，药性有寒热，服法有凉热，还有"药食宜"，即哪一年吃什么药和食物都有论述，还据六气胜复之理，演化出六气治法，"寒热温凉，衰之以属"，以及五郁治法和治法大宗等。

药物的性味归经，方剂的君臣佐使都是从气化学说中演化而来的，内容十分丰富和全面。这里举个"因时制宜"的例子，一定要根据气候特点，包括对传染病的分析。1954年发生乙型脑炎的流行，当时乙型脑炎的死亡率很高。1929年日本乙脑大流行，其发病率为59.93%。初期北京乙脑的死亡率是49%，被列为22种传染病之一。全国死亡率28.2%，1953年北京乙脑的死亡率20.1%。1954年石家庄以及保定市乙脑流行。当时中医早期全程介入，不像SARS。3月21日发病高峰期，联合国宣布为"疫区"。而"非典"到了2003年的5月7日，已经都快从高峰下降了才允许用中医中药。当时没有经验，措手不及，过量使用了"甲强龙"，很多病人留下了一生的问题。

我们看一下石家庄当时的情况，发病是7月中旬到9月中旬，那一年是甲午年，少阳相火司天，气候特点是超强的热，特别的热，而且雨水偏大。以郭克明大夫为代表按中医的"暑温"来治疗。暑温的特点是热兼湿，以热为主，大量用了石膏，30～60g。我看到了最原始的病历，当时用的石膏量是48g，用的是白虎加人参汤再加利湿药，如茵陈等，创造了"零"死亡率，成为我们新中国成立以来中医界的第一个大胜仗。

当时卫生部派人去总结经验，我看了原始总结资料和总结病历。我觉得总结的资料有点不全面，强调了热，忽略了湿。1955～1956年全国推广石家庄的经验有效，但是到了1957年就不灵了。请郭大夫到北京来，在传染病医院，我们建院元老蒲辅周老先生在儿童医院两个医院同时治乙脑。郭老用的还是原方，疗效不满意，蒲老说，今年是阳明司天，偏凉，四之气而湿重，很多小孩不出汗，红红的脸，甚至有寒象，不宜再用凉药。

同样是发病在7月中旬和9月中旬，都是乙脑这种病，但运气和季节气候的特点不同，这一年蒲老按"湿温"来治疗，整个用药来了一个大翻盘，用了通阳利湿的方法，用辛温药，"体若燔炭，汗出而散"，结果全部给治愈了。1957年在北京传染病医院任用1953年的药物，结果其效果不是很好，后来大家就去访问蒲老，他说乙脑是病毒引起的疾病，中医从发病情况结合季节、气候治疗。如1956年的乙脑，患者病情偏热，属于"暑温"，用白虎汤疗效好。1957年用的疗效不好，因为这一年雨水多，湿重，属于"湿温"病，改用方法可提高疗效。同样在7～9月，但是由于季节气候不一样，有的偏热，有的偏凉。在西医来讲，病原体是一样的，中医辨证却不一样，一个是热偏重，一个是湿偏重，一个是偏凉，一个是热，一个属"暑温"，一个属"湿温"。

在这以后就引起了很多的议论，你们中医这个经验有点问题，重复不出来。病原体都是乙脑病毒，怎么就重复不出来呢？这个经验不是规律。但是大家别忘了西医治传染病，针对的是病原体，中医是根据辨证的规律，到临床上用病来治疗怎么会重复呢？根本是属于不同的温病体系，所以说"因时制宜"是中医很重要的治疗原则和特点。

由于病因病机是从自然气候引申出来的，那么治疗方法也类似模拟自然气候的胜复之治理，演化出了中医的六气治法。比如说温病是一个热性病，多发在春天。相当于春天的温气风气偏胜，临床上能不能把这个道理应用过来呢？吴鞠通《温病条辨》的第一方是辛凉解表平剂银翘散，其理论依据是"风淫于内，治心辛凉"。银翘散的处方原则就是根据气化学说中六气胜复原则，所以说六气胜复之理不是空理论。再看一下治法大宗，关于中医对六气的治法就是根据六气的胜复之理，"寒热燥湿，衰之以属"。

方剂、药物理论：方剂和药物的理论也是源于气化，药物的性味归经、方剂的君臣佐使、道地药材等也是。

康复养生理论比如说根据顺四时养生治病，"化不可待，时不可违"，所谓"气增而失，失之由也"，而且讲到了不要过分治疗，过分治疗又会成为新的胜气，造成损害。

气化学说描绘的宇宙动态图景，天文背景下的"天-地-生-人"一体的宇宙动态图景。在这里我用现代汉语来加以综合表达，但是说明一点，没有一句一字是无中生有的，都是从气化理论经文中总结出来的。

仰望天空，那辽阔茫茫的太空充满了大气，无边又无际。九星在空中高悬明亮，日、月、木、火、土、金、水这些星辰在不停的运转着。正是这些星辰，有节律地升降出入，把风、热、火、湿、燥、凉、寒按时有序地在大地上出现，形成了温热寒的更迭。这无尽的生生之气正是地球上一切生物萌生的基础和本原，我们居住的地球悬浮在大气之中，也在太空中运转不息，周而复始。

俯视大地，广袤的中华大地从西北向东南倾斜。西北之地高山峻岭，遮天蔽日，干燥、寒冷。东南之地被茫茫大海浸漫，温暖又湿润。正是天地间生生不息的自然之气的正常布散，让地面的生命萌生、繁衍着。万类万物在地球上共融，分成了五类。披着美丽羽毛的禽鸟在高空中展翅飞翔，这类叫"羽虫"。长着鳞片的鱼儿在江河湖海中自由的游动，这是"鳞虫"。生着皮毛的走兽在地面上飞奔跳跃，这是"毛虫"。挂一身甲壳爬行的，这是"介虫"，全身光滑的一类，这是"裸虫"等，万物之灵的人类成为一个家族，并成为他们的领袖。"五类"在地球大家庭中共存，共同经历着生长壮老已，生长化收藏的生命历程。

好一幅辽阔无垠、生气蓬勃、上下交融、变化万千、美妙无穷的宇宙动态图景，这就是《内经》气化学说为我们勾勒出来的整体动态的宇宙模型。中医学认为，这一大环境的任何变化，都会影响我们人类的生命活动、健康和疾病，形成了人与天地相通相应、同法同纪的大规律。中医学从这些规律中探索和认识生命规律、疾病诊治、养生康复规律提出了"天地之大纪，人神之通用"的天才思想。正是这样的思想，使中医学跨越了千年时空，成为了文明史、科技史上的常青树，创造了历史上的伟大奇迹。

下面讲讲中医气化学说在中医学中的地位和作用——中医学的理论基础和理论物质。

中医气化学说是论述自然气候运动规律与生命活动，人体健康与疾病相应关系的理论。它以整体恒动观为指导，以长期的观测为基础，论述了自然气候运动变化规律和人与天地相应的生命活动规律。提出了中医学对生命活动、人体生理、疾病病因、病机、诊断、治疗、康复、养生等一系列规律性的认识，从而成为中医学的理论基础与理论特点。这就是第三个问题讲的中医气化学说在中医学中的地位与特点——中医学的理论基础和理论特色。

以上是我对中医气化学说做的一个粗略的勾勒，有待大家进一步下功夫来学习、研究、发掘和提高。

最后有一点对大家的祝愿。看到大家那么充满青春活力的面容，但是我想时光总是在流逝，我希望在不久的将来，在座的师弟师妹们你们也会登上讲台，给你们的师弟师妹进行学术交流。希望在那时候你们会自豪地说：青春无悔，梦想成真，事业有成，硕果累累。给你的师弟师妹们讲述你们精彩的人生故事、中医故事。

主讲人简介

许家松，中国中医科学院研究员、研究生院教授、博士生导师。院学术委员会委员。中国中医研究院首届研究生，医学硕士。长期从事中医基础理论的教学、研究、研究生指导教师和内科临床工作。

科研成果获奖情况：《黄帝内经素问运气七篇研究》（方药中、许家松），获1989年国家中医药局"中医药科学技术进步奖"一等奖。《著名中医方药中对慢性肾功能衰竭的诊治经验研究》（方药中、许家松等，国家"七·五"攻关课题），获1991年国家中医药局"中医药科学技术进步奖"三等奖。《著名中医学家方药中学术思想和经验的研究与传承》（许家松等），获2009年中华中医药学会科学技术奖二等奖。

代表性论著：《黄帝内经素问运气七篇讲解》《温病条辨讲解》《温病汇讲》《＜温病条辨＞研读与临证心悟九讲》《中医学理论体系的基本内涵与框架构建》《论＜内经＞的养生观与养生法则》《中医"治未病"的丰富内涵及指导意义》《从气候异常话"非典"的发病与流行》等。收集、整理、出版《方药中论医集》，共六卷，其中合著两卷。

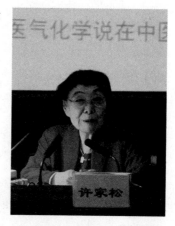

许家松

有关"中医气化学说"的学术报告与交流：曾主讲研究生部学位课程"内经研究·运气七篇讲解"。先后在黑龙江中医研究院、成都中医药大学、广州中医药大学附院、国家中医药管理局主办的"中医师承博士专业学位课程班"、国家机关工委、文化部、中国社会科学院等主办的"部级领导干部历史文化讲座"做有关"中医气化学说"的学术报告。

第十讲

如何打造团队

黄璐琦

为什么说团队很重要？我是中国中医科学院一直培养的，27岁评上副研究员，30岁评上研究员，31岁担任博导。27岁时，中药研究所把我推荐到职称评审专家委员会，参加副研的职称评审，当时有老师问中药所的纪检书记马书记（政工干部评职称和大家都是在一起的）现在的贪污腐败有什么特点？纪检书记说，现在的贪污腐败都是一串一串的，叫串犯，一窝一窝的叫窝犯。大家都笑了，我回到家以后就思考这个问题，什么叫串犯？什么叫窝犯？其实这也是一个团队，干好事和干坏事都可以叫团队，但怎样才能成为好的团队？怎么干好团队？这引起我的思考，自此我开始关注团队的建设。

大家知道习总书记提出"中国梦"，也说到现在是离中华民族复兴最有条件、最接近的一个机遇期。150年来，中华民族实际上是备受屈辱，但是可以看到一支又一支的团队在为中华民族的复兴而奋斗，比如说岳麓士子，有一句话是"国家一日不可无湖南，湖南一日不可无左宗棠"，就是说的湘军。除了岳麓团队外，还有留日学子、北洋将领、黄埔军人、抗大学员、留苏学生、77/78级、IT精英、海归派等各领风骚数十年。

或许大家觉得这些团队离我们比较远，有没有更近的团队？或者说学生们看起来更熟悉的团队，有一支团队，大家有印象吗？大家读四大经典名著时是否注意到团队的作用？除了《红楼梦》不明显，可以看到《西游记》《水浒传》《三国演义》里都有团队，谁成功了呢？水浒没有成功，宋江最后带着团队投降朝廷以后，整个团队成员死的死，伤的伤，出家的出家，连他自己本人也没有一个好的下场。三国里面有三支团队，最弱的是刘备这支，最后成为三国之一，算是半个成功。最成功的是哪个团队呢？是《西游记》这个团队，该成佛的成佛了，该成罗汉的成罗汉了，并且最终取得真经。

那么我们来分析一下这支团队具备什么样的素质？不知道在座的各位同学在看《西游记》的时候有没有这样一个思考？为什么选择唐僧作为团队领头？为什么不选择孙悟空？我认为唐僧最基本的素质是有崇高的信仰和坚定的信念，百折不挠，有强烈的要求取真经的诉求。不像孙悟空，虽然有本事，但一不高兴就回花果山，一不如意就走。而唐僧是能够抵住各种诱惑，包括金银财富、女色等，他靠什么呢？首先就是崇高的信念。

第二是团队精神，《三国演义》里这三支团队的头儿，如果从一技之长来讲都不行。为什么这样说呢？大家知道宋江是一个小吏，写文案的。刘备只知道哭，实在不行拿自己的孩子往地下摔。想一想这么无能的头儿怎么能领导一支团队呢？实际上这三位头儿有一个很有意思的共同点，都具备包容心，能够包容不同性格的队员，包容各个队员的错误。所以这就给头儿提出来一个要求，想要维护一个团队，就要有一种包容的精神，懂得宽容手下的错误。其次作为一个成功团队，分工要非常明确，孙悟空探路、化斋、打妖怪，猪八戒牵马，沙僧挑担，所以团队里面需要有明确的分工，才能共同完成一件大事。

　　第三需要有本事，一个团队，每个人都要有一技之长，都要有本事。孙悟空有72变，所以我们需要认真地思考这样一支团队给我们的启示。大家一定要多读四大经典名著，它们是中国传统的优秀文化。

　　今天我们讲团队要看重四样东西：信仰、精神、文化、科研。

　　一个人有信仰，才有坚定的意志，这也是唐僧体现出来的。爬山涉水，九九八十一难，一难一难的过，这靠什么？就是我们说的精神。文化是四大经典名著给我们塑造的文化。最后一个是本事，对于我们，我们的本事就是科研。

　　如果概括这四个方面，应该说信仰是方向，精神是支柱，文化是基础，科研是目标。

　　信仰是什么？有人会说我到庙里去拜佛，大家可能会说这就是有信仰，这个人信佛。我认为这不是信仰，什么是信仰？我在重庆时参观渣滓洞，悟出了什么是信仰。我发现烈士留下来的一篇篇遗稿中，核心的东西都不是考虑自己，不是我自己怎么样，而是我们的孩子，我们的后人，我们的父母，是关心别人怎么样。所以进庙里拜佛是信仰吗？只有拜佛的时候说到我为别人而拜，这是信仰。如果说为自己去拜佛，这不是信仰，信仰的基本判断一定是不为自己，不为自己才有可能上升到信仰的层面。

　　精神是什么？精神分很多种，"生命诚可贵，爱情价更高，若为自由故，两者皆可抛"。这句话就是事业和职业的区别，现在很多人把这两者混淆了。真正为了事业的人会不计报酬，一旦瞄准了这个方向，瞄准这份工作，报酬也好，生命也好，爱情也好，他都可以抛弃，这是事业。所以我们要树立的是一种干事业的精神。

　　其次是探索精神，探索精神是什么？我这里给大家介绍一本书——《世界顶尖科学家答儿童问》，里面说为什么男孩喜欢打架而女孩争吵不休？为什么我们要讲故事？这些问题不知道大家是否思索过？这些思索实际上就体现了一种探索的精神。

　　第一个问题，为什么男孩喜欢打架，女孩却不动手。要解释这个问题可以写一本书，可以从他们的生理结构、培养环境等不同角度写出很多东西，需要我们探索很多问题。

还有是我们大家喜欢讲故事，包括今天在这里和大家交流也是在讲故事。为什么喜欢讲故事？这就是一种探索精神。爱因斯坦曾经说过，他说我对一些问题的认识较晚，所以在大学期间才开始问一些问题。问什么问题呢？问什么是时间？大家是孩子的时候，可能都问过爸爸妈妈什么是时间，他们会指着钟表告诉你们这是两点，长针、短针转到哪里，这就是时间。爱因斯坦说我到大学的时候才问什么叫时间，这一问相对论出现了，发现了时间跟质量和速度有关。

所以说很多重大的发现反而是我们平时熟视无睹的问题，认为这个问题很简单，不值得深究，但是一旦深究下去就可能会发现一个重大的科学问题。就像爱因斯坦问什么是时间，这体现的就是一种探索的精神。后面我的科研工作汇报会提到边缘效应。给大家看一张照片，这是我站在家里的阳台往小区草坪里看时拍摄的，正好是初春的时候。大家可以看到这里的图案是一个洞一个洞的，这块是裸露的地方，没有草坪。没有草坪的边缘反而草长得很高，我爱人说你过来看看，你是研究植物的，为什么会出现这种情况？我一看确实是这样，别的地方没有出现这种情况，恰恰是裸露的土壤的边缘反而长得更好，长得更茂盛。这就给我一个启示，这跟药材质量的形成是不是有关？给大家举这个例子，为了告诉大家很多探索的问题就在我们生活之间。

第三个是创新精神，我在这里再跟大家讲个故事，大家经常听到学禅宗，学智慧，这是佛教里很重要的一个分支，这个分支意味着佛教与我国国情的结合。

湖北的黄梅五祖弘忍，要找接班人，有神秀和慧能两个弟子，慧能祖籍在河北涿州，早年丧父，跟母亲到广东，以打柴为生。有一天他把柴火卖到客栈，发现有一个旅客在朗诵经文，"应无所住，而生其心"。他就问这位旅客在读什么。旅客告之这叫《金刚经》，并说如果你对佛教感兴趣，可以到湖北的黄梅，五祖弘忍在那里开坛讲经，于是他便前往五祖寺。

五祖找接班人，就请所有的弟子对他所讲的内容写一个偈语。这个时候大弟子神秀，写了"身是菩提树，心如明镜台。时时勤拂拭，莫使有尘埃"。写完之后贴到了墙上，慧能听了以后，就请别人在边上替他写上"菩提本无树，明镜亦非台。本来无一物，何处惹尘埃"。这两个看法正好相反，但是都能解决问题。慧能从另外一个角度看待问题，才有我们常说的"放下屠刀，立地成佛"，才能成为六祖。

我们说六祖把佛教和我们现在的世俗很好地结合在一起了，是老百姓喜闻乐见、乐于接受的。

这类似于西医和中医，西医从分析还原的角度看待问题，中医从系统的角度看待问题，两种方法都能解决问题，又都自成体系，形成一个圆。这就是创新，正是有这样的创新，才能够开宗立派。毛主席曾经说过孔子创立了儒家学说，释迦牟尼创立了佛教，他们能够成为开宗立派的人，凭的是什么？凭的是知识吗？大家知道知识是积累的，不是天生就有的，只有积累到一定的程度，知识才能显现出来。但是为什么三十来岁的小伙子就能开宗立派呢？就是因为他们具有开拓、创新的精神，以及对事物特有的认识角度。

精神还包括知识分子所说的独立精神，陈寅恪最有名的研究命题是杨贵妃入宫时是不是处女？大家认为这个问题怎么这样呢？实际上这个问题跟整个唐朝的礼仪有非常大的关系。这样一位有趣味的老师，也是一代宗师，他提倡的是独立之精神，自由之思想。过去很多学生十分推崇陈寅恪老师，为什么呢？就是因为这位老师的精神、思想以及趣味。

这种独立精神，应该怎样养成呢？需要哪些基本素质？有句话大家都知道，厚积而薄发，功在诗外。这是苏轼所说的"博观而约取，厚积而薄发"。它告诉我们需要积累，只有积累到一定程度才能够发挥，并且很多东西都是功在诗外。

还有就是绝大多数学问，都在家庭日用之间。治大国如烹小鲜，这是老子说的，这句话有两层含义，一种是老子无为思想，因为煎一条小鱼不能来回翻，要不然就散架了，他提出治理国家不要老去折腾，这是一种解释。还有一种解释是我们做任何事情，就像做鱼一样，油盐酱醋要有一个先后的次序。周恩来总理评价一个人的能力分为两个方面，一个方面是把复杂的事情分门别类，第二方面是分好类后，排出轻重缓急，谁分的好谁就有能力。而这些能力来自于哪里？其实在你做家务时就能反映出来。我考过学生两道题，第一道题是煮鸡蛋，有一天硕士研究生复试，上午是笔试，下午是动手能力。我回到实验室，负责考试的老师说要出一道复试题考动手能力，我看到有辽宁、江西中医学院和首都医科大学的学生，我很久没有教书，不知道什么实验是大学需要做的。我便出了一个煮鸡蛋的题，标准是谁用时最短，把鸡蛋横举切开蛋黄不流下来，谁就是第一名。我拿来一盆鸡蛋，里面掺了些咸鸭蛋，并准备好三个电磁炉和三口锅，说有任何要求都可以提出来。两个孩子拿着鸭蛋就走，有一个孩子没有注意，但是他运气很好，拿到了鸡蛋。我观察到一个现象，锅是放在一个男孩这边的，他拿着锅分给其他两个人，这个男孩我觉得不错，他很会照顾人，主动把锅分给其他人，之后一直是我们实验室的劳动委员。有一个男孩提出来："老师，你能给我找一个盖子吗？"老师马上拿一个盖子给他，"老师，能给我一个镊子吗？"老师马上给他拿一个镊子。大家注意，你们做研究生的时候要懂得创造条件。这个孩子想到用时要短，所以水不能太多，还要把锅盖住，并不时搅拌，这就反映出他缜密的思维和创造性的能力，如今这个孩子还留在我们团队。另外一个女孩没有用过电磁炉，她只用煤气，她就问老师："煤气和电磁炉有什么区别？"我觉得这个女孩子挺细致的，之后她做的课题一直是组织培养，因为做这个工作需要十分细心。

这样一道题，反映了学生的能力，而这些能力就体现在家务事上，所以我无论到哪里，对方说我送两个学生给你，我说行，我出一道题，你们把答案告诉我，我再选学生。出什么题呢？做三道菜，一个锅，一个火，做一个虎皮尖椒，烧一条鱼，炒一个青菜。你告诉我先后顺序是什么？为什么？十几分钟以后，我看到学生的答案，我就知道我要谁。不知道这里有没有想愿意试一试的？这三道菜先做什么？后做什么？为什么？

回答：我认为应该先做鱼，因为鱼用的时间比较长，在做鱼的过程中做凉菜，凉菜做好之后继续做鱼，然后再做另外一个菜。

黄璐琦：一个鱼，一个辣椒，一个青菜，一个锅，一个火，做三道菜，没有凉菜。

回答：那个菜不是凉菜吗？

黄璐琦：不是。

回答：先做鱼，然后再做虎皮青椒，然后再做炒菜。

黄璐琦：这个学生考虑到用时的问题，烧一道菜用时的问题。

回答：我觉得先做菜，再做鱼，先做凉得慢一点的菜，上菜了之后先让客人吃着。

黄璐琦：这个学生考虑了两个点，一个是每道菜的用时，还有是哪些菜是热着吃比较好。

回答：老师我想先问一下，那个鱼有没有去鳞？如果没有去鳞的话，我觉得应该是在第二个做，第一个做青椒，第三个做蔬菜。因为去鳞的话，炒青菜的过程中先去鳞，再炒青菜。青菜要保持新鲜，要在最后一个做。

黄璐琦：这个男同学考虑的是洗菜的时间问题，怎么利用烧菜的间隙洗菜。

这个题目没有标准答案，只是考虑的点多不多。比如说烧菜的时间，哪些菜热着吃，哪些菜可以凉着吃。烧菜的间隙用来洗菜，还有考虑到串不串味，还有第一次用的油第二次可以不可以用？这些点考虑的越多，实际上证明整个实验的设计就越加严谨。

今天我想跟你们讲的是，不要认为平时家务事不值得做，真正把家务事做好的人，实验的动手能力一定是很强的，会对实验进行统筹安排，考虑的点也会比较多。我们现在对比一个人的实验设计好不好，就看他考虑的问题多不多。就是周恩来总理所说的分门别类，分的细不细，有没有道理，和当时的情况是否符合，然后再排出轻重缓急。

所以老子说治大国如烹小鲜，油盐酱醋怎么排列，排列得好国家治理就能做好，这就是大学问即在家庭日用之间。

还有一个是文化，这是一个团队里面很重要的氛围，或者是一个根。一个民族之所以不被打垮，就是因为它有文化。而文化起着什么作用呢？如同土壤的作用，是很基础的东西，甚至是我们血液中的东西，我们的呼吸等都跟这些有关。我们举手投足之间都体现了一种文化，我们的团队应该营造一个什么样的文化呢？——"实意做事，真心求学"。这句话是毛主席说的，他在年轻的时候说出这句话，我们需要"实意做事，真心求学"。

另外还应该营造的是一种探索、实证、创新、仁爱的氛围，具体到每个人，是指我们的个人目标要与组织的目标相结合。一个人在团队里面有没有价值，有没有地位，或者说有没有认同感，看重的往往是他对团队的贡献。

还有就是公正、公平、宽松、宽容的氛围，在这里要求所有的年轻人，一定要力戒浮躁，急功近利，要建立合理评价机制，摒弃单纯科研思想，树立一种使命的科研意识。

讲到使命和责任，最具代表性的是毛主席，他有一种能力，这种能力就是人格、气质和品质。资源普查时我到了井冈山，我的感受是什么呢？毛主席是知识分子，我也算是个小知识分子，我研究中医中药，毛主席不研究，但是他写诗词，我不会。所以我说隔行如隔山，行行出状元。但是作为知识分子来讲我们是不是有共同的东西呢？这种共同的东西在哪里？大家看过《知识分子的死法》，很多知识分子不是跳湖就是上吊，遇到一点挫折就这样。但是毛主席作为知识分子，他体现的是什么？毛主席在苏区被打倒，让他到另外一个地方去工作，他写到"莫道人行早，还有早行人，风景这边独好"。这体现的就是一种乐观的精神，同样作为知识分子的我们，我们不比较所获得的知识，单是这种精神和人格的魅力我们有吗？

所以说人格有三个层次，第一个层次是以占有和享乐为原则的"原我"，这种"原我"在哲学上有一个命题，就是对公平性的认识。曾经有一个实验，对象是卷尾猴，因为它跟人类很相近。通过实验发现猴子也知道公平和公正，将两只猴子关在一个笼子里，有一个色子，猴子往外面丢色子，就可以给一颗葡萄，后来饲养员发现当猴子丢出色子，给这只猴子吃葡萄，而给另一只猴子吃黄瓜，过一段时间后，吃黄瓜的猴子会不高兴，还会拿着色子扔向饲养员，这说明追求公平是我们后天形成的，"原我"是以占有和享乐为原则的。第二个层次是现实和理智为原则的"自我"。第三个层次是以道德和崇高为原则的"超我"。

所以说人格力量，不只是一种强大的精神力量，更是一种强大的物质力量。在人格魅力下，有时可以转换成突破困境的生产经营要素。

作为学生来讲，我主张"做学问中学做人，做人中学做学问。清清正正做人，老老实实做学问。保持信念和真诚，踏实些，再踏实些，专心致志，持之以恒"。另一个要求是，王阳明提出的"立志、勤学、改过、责善"。志不立，夫天下无可成之事。立了志，你才有信仰和理念。还有一个是勤学，我们不以聪慧警捷为事，而以勤学谦抑为上。我经常问我的学生什么是聪明？什么是智慧？我认为聪明是知道我应该得到什么，应该争取什么。智慧是知道我在什么情况下不应该拿什么，就是要舍。

还有一个是改过，人非圣贤，孰能无过。"君子之过如日月之蚀焉，人皆见之。更之，人皆抑之"。中秋的时候我会跟我的学生们赏月，为什么呢？因为月圆月缺都有，都能暴露出来，不隐藏自己的缺点，不贵于无过，而贵于能改过。

另外还有责善，子曰：见贤思齐焉，见不贤而内自省。作为学生来讲，我们在成长过程中，立志勤学，改过责善。这是王阳明过去所说的，在今天依然受用。

这是我想汇报的打造团队的做法。

最后我想说一下怎么做科研，前面谈到信仰、精神、文化，知道怎样做人了，接着我们探讨怎样做科研。

首先要学一点思维科学，之前我提到过，为什么年轻的孔子，释迦牟尼和慧能，他们能够开宗立派，其中很重要的原因就是思维。思维是什么？它包括一般性思维、抽象思维、形象思维，也包括灵感思维和知觉思维等。

人的创造思维可以分为两个阶段，一个是发散的阶段，充分发挥想象力，以突破原来的知识圈。二是收缩的阶段，对各个新奇的思想进行整理、分析和判断。有一本书《中国人的思维批判》，书中提到有一种思维是导致中国落后的根本原因，是什么思维呢？书中第一句话是甲说："煤球是白的。"乙说："谁说的？"这时候中国人的思维出来了。老师说的？领导说的？还是圣人说的？首先问谁说的，如果是领导说的，老师说的肯定是对的。这时有一位好事者丙拿来一个煤球，说："你看，煤球是黑的。"这时，中国传统思维的第二个弊端又出现了，甲说："现在当然是，但是煤球在八百度的时候是红的，一千三百度时是白的，烧完之后还是白的，大家评评理，煤球在一千三百度的时候是不是白的？我说的有什么错？"这是所谓的偷换概念，进入了狡辩的怪圈，这是我们传统思维的弊端。所以说要多思多问，我思，故我在。学而不思则罔，思而不学则殆。

同时，我们应该懂得辩证和换位思维。讲一个禅宗的故事：毕业的时候，两个小和尚跟师傅说我们学的差不多了，我们想下山布道，当时下着秋雨，师傅就说绵绵秋雨二人行，如何天不淋一人？一个人戴着斗笠，一个人躲在房檐底下。师傅哈哈一笑，我说这个东西是告诉你们如何天不淋一人？两个人都淋了，告诉你们的是一种辩证的思维。我们还要学会换位思考，后面我会提到科研的成果都是通过换位思考得到的。比如我们研究人参等药材，假设我是人参，我是药材，要怎么出现这种情况？换位的时候，你会发现整个思维都变了，这种思维在科研中经常会用到。

还有一个是从提问题和凝练假说做起，假说和假设是通向科学发现的桥梁，我们写论文的时候往往找不到科学问题，就像爱因斯坦说什么是时间？这是不是科学？如果是科学问题，你一研究，也许就能发现相对论。所以说假说有什么作用呢？一是提出新的想法和新的理论，新的观测及解决疑难的途径；二是帮助人们看清事物或事件的重要意义；三是发现新事物、形成新理论的桥梁。

这个假说的目的和意义非常的清晰，如果在科学研究里能够凝练出一句话，我们所有的问题就都解决了，就知道你的目标在哪里。但是要形成这样一个东西，需要培养什么？第一是培养敏锐的洞察力，我们在中学、大学，老师给我们讲了很多这样的故事。比如说胰岛素和糖尿病的关系，割了胰腺以后发现狗拉出来的尿苍蝇特别喜欢，还是甜的，最后发现了两者的关系，这就靠的是敏锐的洞察力，这是一个科学家应该具备的基本要素。过去我们对这一点强调了很多，但是对于丰富的想象力这一点却强调的很少。不过现在教育领域已经很重视这方面的培养，比如幼儿园招生广告里常能看到某个幼儿园能够培养孩子丰富的想象力等。当时我看到的时候，并不知道什么是想象力，后来我女儿读大班，有一个看图说故事，图上有一只熊，有一个游乐园，星期天熊妈妈带着小熊去游乐园，看到游乐园门口有卖氢气球的，小熊就要氢气球，妈妈拿一百块钱，买了一百块钱的氢气球，一抓到手上就上天了。我把这张图拿给我的博士生和硕士生，请他们根据图片说一个故事。我问我的研究生们，小熊上天怎么下来？谁能告诉我？

回答：把气球一个一个捅破。

黄璐琦：如果气球一下子不匀速了，就掉下来了。

回答：可以慢慢放。

黄璐琦：我的研究生也是跟你一样，我回家问我的女儿，这个小熊怎么下来？她说小熊飞着飞着，遇到了小熊的朋友小天鹅，坐在小天鹅的身上下来了。我说画面上没有看到小天鹅，怎么会想到小天鹅呢？孩子非常认真的说有河就有小天鹅。

我们做科学实验实际上就是要寻找这只小天鹅，需要这种丰富的想象力，这种想象力要怎么培养？刚才我提到了功在诗外，还提到不仅要读医学类的书，理工类的书，文史哲的书也应该经常阅读。一个人能有时间读书，并且有书可读是一件十分幸福的事。

另外，如果我们想取得成绩，首先要有激情和深入的思考，要专心致志，要有忍耐，要勤奋。我们经常举一些例子，说科学家的很多灵感来源于梦中，之所以这样是因为长期专心在自己的事情上，心里总惦记着，就像谈恋爱一样，大家知道恋爱过程是很幸福的，你会觉得整个身心都在投入，天天想着她，这是一种专心致志。

还需要注意的是所有的科学都是综合性的，都是交叉的。所以，科学需要新的概念、新的方法和新的思路，我们经常说科学的发展是概念不断更新的过程。今天我们发现这个概念已经过时了，有一个新的概念出来，这个新概念支撑的过程，就是科学研究和科学积淀的过程。比如说在20世纪40年代同时兴起了三门新兴学科：维纳的控制论、申农的信息论和贝塔朗菲的系统论，简称三论，后被统称为系统科学方法论。

三个诺贝尔奖获得者都是研究物理的，并且都是以分析还原而获得诺贝尔奖。最终他们发现不论是人还是动物，分到最后都是粒子，最小的是夸克粒子，整体看的时候有的动物称为人，有的动物称为美洲豹。

你与我截然不同，为什么会出现这种情况？我们认识世界的过程总是螺旋式上升的，一面是整体的、系统的看世界，一面是分析还原的看世界。如果中医中药在这个层次，经过近百年分析还原的科学发展，我们应该上升到更高层次来整体看待世界。

这一点西方国家已经有所认识了，我很有感受的是在我担任中药研究所所长的13年间，我接待的外宾基本上来自于第三世界、非洲或者是东南亚国家，越到后面西方发达国家越多，我跟他们交谈时曾说了一句话，我说我们中医有一个简单的说法，不是头痛医头，脚痛医脚。我说完这句话有一位外国学者向我竖起了大拇指，这说明西方人的思维分析还原到一定程度以后，也开始整体的、系统的去看待问题。这就是认识规律的进步，我认为屠呦呦老师获得诺贝尔奖是必然的，如果从老外眼里看我们国家不一样的东西，就是我们的中医中药。我这么说是有根据的，2008年有一篇塔斯社的报道，针对我国健儿获金牌总数第一这件事情分析了四条理由：第一条理由是中国发现了新的类固醇药物。第二条理由是在中国比赛，中国运动员免检。第三条理由是中国运动员吃树根草皮。第四条理由是说中国运动员有针灸、推拿、按摩。这四条理由，两条跟中医中药有关，按照这样的分析，我觉得下一个诺贝尔奖还是中医中药领域的。随着我们认识规律的发展，还有综合国力的提高，中医中药走向世界是必然的。过去我的学生给我买深海鱼油，现在买葡萄籽提取物，说这在美国市场是最好的保健品。大家普遍认为美国是文明最发达的国家，它的市场上流行的产品肯定是好的。如果有一天，中国的国力达到了美国的水平，全世界不会再问我们中医中药有用吗？就像我们今天在美国市场买的深海鱼油和葡萄籽提取物一样，全世界都会说中国人几千年吃这种东西，现在他们这么厉害，肯定是好东西。所以我们学中医中药应该是一件幸事，因为我们赶上了好的时机。正如总书记所说的，这是打开中华文明宝库的钥匙。

接下来，回到母校我还得讲一下我做了什么，介绍一下我的主要工作。

毕业以后我的主要工作是中药资源与鉴定。中药资源是国家的战略资源。刚刚颁布的《中药材保护和发展规划》里面明确提出中药材是中医药事业传承和发展的物质基础，是关系国计民生的战略性资源。大家都知道日本津村是最大的汉方制药基地，当年我国限制稀土出口的时候，日本津村专门派了他们的生药部部长跟我谈，谈到我国限制稀土出口，是不是对中药材也会限制？我跟他说了三句话，第一句话我说我国的周恩来总理对中药材有明确的要求和指示——先国内，后国外；先饮片，后成药；先治疗，后滋补。首先是保证我们本民族、本国的老百姓用药，这是我们的基本原则。第二句话我说中医中药在中日之间，不管什么状态下，中医中药的交流从来没有中断过。第三句话我说既然你们这么关心中药资源，你们为什么不能做一些科研工作呢？把你们认为紧缺的药材野生变家种。

另外，《中药材保护与发展规划》提出来中药存在的两大问题，一个是供应短缺，一个是品质下降。我所做的工作是以问题为导向，查清种类和分布，保护濒危短缺资源，提高中药材质量。

在此基础上，使中药资源能够持续的发展，同时发展了分子生药学。首先是查清种类和分布，2011年起我主持了全国31个省、922个县的中药普查示范工作。中药的家底情况是整个中药发展的基础，所以新中国成立以后国家非常重视，先后开展了三次中药普查。这里有一张照片，是肖培根院士坐在牛车上进行资源调查的照片。这张照片说明两个问题，第一个是当时的条件艰苦，另外一个是老师们身上所具备的艰苦奋斗的精神，十分值得我们学习。

最近一次资源普查结束是在1987年，时隔近30年。我们中药资源的家底到底怎么样？近30年来我们国家经济发展是飞速的，但是生态环境的破坏也是激烈的。2011年国家中医药管理局任命我担任全国中药资源普查技术专家组组长，负责第四次中药资源普查的总体设计和实施。作为组长我组织了整体设计，构建了中药资源调查的技术标准体系。这期间我们运用了一些先进的技术，比如说无人机技术、卫星遥感、网络技术、数据库技术、数码影像技术等，并将这些技术应用的范围予以明确。比如说江苏的茅山，最好的药材是苍术，叫茅苍术，440平方公里的卫星遥感图像，我们要做资源调查，怎么调查呢？大家肯定会想小苍术我找都很难找到，从卫星遥感上还能看到吗？确实是看不到，但是我们通过实际的调查，将苍术分为几种类型，比如说全部是灌木加乔木，还有全部是乔木的，分成四种类型，之后发现灌木丛一般是四到五株，乔木是一到两株。这种生态环境在卫星遥感图像上是能够看见的，我们通过与实际结合，建立数学模型，便能计算出这440平方公里野生苍术和茅苍术的情况，通过检验能达到77.6%，从而首次创建了野生稀有中药资源种群的遥感监测。

另外我们还建立了1个国家中心，28个省级中心和65个监测站所组成的信息监测与技术服务体系。建设由国内52家单位参与的最大药用植物种质资源共享平台，79家单位参与的种子种苗科技联盟。系统整合整理了324种，一万八千份药物种植种质资源。同时深入调查一线，从2011年以来，一共有75个县，31个省，28个省级中心，发现了一个新属和三个新种。

我们修订了《本草纲目》中北艾的产地，这里面有一个故事。大家知道最好的艾叶应该在湖北的蕲春，但《本草纲目》里记载为河南汤阴县复道。我实际调查以后，发现当年扁鹊被刺客刺死，当地老百姓取名这个地方为"伏道"，并且修了扁鹊庙，从宋朝开始就种艾叶，有一字之差。通过实际调查以后有一字之差，这一字之差体现了第一要懂本草，要看本草和经典，第二个要实地调查，才能找到一字之差。

现在整个工作取得了以下成果，一个是查清1.3万种资源的种类和分布信息，发现了2个新属，32个新物种，在20个省建立了160种中药材种子（苗）繁育基地，组建和培训了1.9万人的普查队伍。这项工作得到了业内的高度认可，上述成果的取得，体现了系统务实的顶层设计。同时探索建立了新时期开展中药资源普查的组织模式、技术方法、培养了人才，锻炼了队伍。

第二个成果是保护濒危和短缺中药资源，主要工作是提出了中药资源的五种保护模式，包括对野生种苗进行种源保护；对珍稀中药资源进行种群保护；对紧缺的野生资源进行种植保护；对濒危中药资源进行新药源开发保护；对工业提取原料进行生物技术保护。

提到生物技术保护，我们进行了合成生物学的研究，就是把不同生物的基因元件组装起来，做成新的能够生产目标产物的生物体。首先介绍丹参的研究，丹参的有效成分，以我刚才说的要换位思考，思考为什么丹参会产生这种有效成分，是为了被人类所运用吗？不是，是为了保护自己，也是生理生化的过程，它是由一系列的代谢酶所控制的。CPS的基因是被子植物中发现的首条有此功能的基因，KSL是一个新功能基因，这两个基因催化形成了次丹参酮二烯，发现了丹参酮特有的二萜生物合成新途径。

我们把克隆的基因导入大肠杆菌和酵母里，便能够产生想要的有效成分，以后我们还需要种地吗？不需要了，像抗生素一样，工厂里面生产就能够得到这些成分。目前我们进行的这些研究工作已经走在世界的前列，成果发表在化学最顶级的杂志JACS，生物工程领域Biotech Bioneg，PNAS等。同时获得了国际同行认可，加州大学戴维斯分校Tantillo教授从化学角度证实了这个新颖途径，其研究结果全文发表在著名的Nature Chemistry杂志上，所建立的两个基因融合的表达方式和策略，美国的科学院士给予了高度评价，认为我们所创建的方法是一种创新的方法，能够提高产量，并且加以运用。

第三个成果是提高了中药材质量，对道地药材进行了研究，这是中医几千年来临床公认的，品质优良，安全有效，质量稳定的药材。首先，我们是鉴别方法，对于没有特定成分的药材怎么办？例如动物性药材的鉴别，这是全世界药典里面首次收载的分子鉴别的方法。并且得到了很好的应用，获得了中国的专利优秀奖。另一方面是对药材的生产年限进行鉴别，不需要破坏人参的身形却能够知道人参的生长年限。由于端粒长度决定了DNA年轮和分子钟，因此建立了人参的端粒长度与年限的数学模型，解决了人参年限准确鉴定的难题。

同时我们揭示了道地药材形成的逆境效应，土壤缺水时能够刺激黄芩中黄芩素生物合成途径关键酶基因的表达，从而促进有效成分的积累。苹果横切面是蔷薇科的五角星，里面有一两颗种子，小时候不注意，还会咬到，发现很苦涩，再也不吃了。任何生物在自然界都需要生存和繁殖。而首先是生存下来，然后进行繁殖。怎么繁殖呢？把果肉变得那么甜美，种子不给你吃，让你带给全世界。

在遗传上我们发现道地性越明显，其基因特性越明显。黄芩的道地产区是热河，是HapG的分布区，黄芩的起源中心和多样化中心在承德一带。通过这样的研究我们阐释了道地药材的形成机理，不是一两个成分的高和低，而是有效成分的比例。其具备独特的化学特征，从而实现了道地药材的鉴别。

上述这些工作在理论上很好地阐释和发展了分子生药学。随着研究内容不断的丰富和更新，出版了本科生教材，并编写了《分子生药学》英文版。"分子生药学"已经成为国家中医药管理局重点培育学科，有20所高等院校开设了《分子生药学》课程。我们在2012～2014年连续三年举行了《分子生药学》暑期班，累计有52家单位参加培训。

以上是我所做的工作，这些工作从理论到实践，又从实践到理论，把整个生药学科推向一个新的台阶和新的发展阶段。总的来讲，我自己对科学研究有如下体会：

"昨夜西风凋碧树，独上高楼，望尽天涯路"，这是正在选题的阶段，快毕业、完成论文或者拿到毕业证书的时候，可能是"衣带渐宽终不悔，为伊消得人憔悴"。文章得以发表、获得认可时，可能是"众里寻他千百度，蓦然回首，那人却在灯火阑珊处"。我这里以培养人为主，我的学生培养起来后，就是"行到水穷处，坐看云起时"。

在一个团队中，我才是完整的我，绝对的我是不存在的，只有融入我们的我，才是完整的我。2013年诺贝尔物理学奖发现的希格斯玻色子，它通过复杂的过程传递各种作用力，基本粒子因为与遍布宇宙间的希格斯场相互作用才拥有了质量。我们每个人就类似于这样一个希格斯玻色子，只有在团队里面传递你的能量，才有你的质量，才有你的位置，你才觉得你有一种成就感。

谢谢大家！

主讲人简介

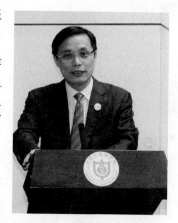

黄璐琦，中国工程院院士，中国中医科学院常务副院长，中药资源中心主任，首席研究员，全国中药资源普查试点工作专家指导组组长，科技部重点领域中药资源创新团队负责人。曾任国家973计划项目首席科学家，现兼任中华中医药学会中药鉴定分会主任委员，中国植物学会药用植物及植物药专业委员会主任，全国中药材种子（种苗）标准化技术委员会主任委员等。以第一完成人获国家科学技术进步

黄璐琦

二等奖3项。在国内外一级刊物发表论文500余篇，获专利7项，主编著作12部。近5年以第一作者或通讯作者发表文章201篇，其中在PNAS，JACS等发表SCI 56篇。为国家杰出青年基金获得者，曾获中国工程院光华工程科技奖（青年奖）、"国家特支计划"百千万工程领军人才、中国青年科技奖、全国优秀博士学位论文指导教师等荣誉。